Sonja Muthorst

TAPSE

Sonja Muthorst

TAPSE

Evaluierung eines neuen echokardiographischen Parameters

Südwestdeutscher Verlag für Hochschulschriften

Imprint
Any brand names and product names mentioned in this book are subject to trademark, brand or patent protection and are trademarks or registered trademarks of their respective holders. The use of brand names, product names, common names, trade names, product descriptions etc. even without a particular marking in this work is in no way to be construed to mean that such names may be regarded as unrestricted in respect of trademark and brand protection legislation and could thus be used by anyone.

Publisher:
Südwestdeutscher Verlag für Hochschulschriften
is a trademark of
Dodo Books Indian Ocean Ltd., member of the OmniScriptum S.R.L Publishing group
str. A.Russo 15, of. 61, Chisinau-2068, Republic of Moldova Europe
Printed at: see last page
ISBN: 978-3-8381-2461-2

Zugl. / Approved by: Lübeck, Universität zu Lübeck, Diss. 2010

Copyright © Sonja Muthorst
Copyright © 2011 Dodo Books Indian Ocean Ltd., member of the OmniScriptum S.R.L Publishing group

Meinen Eltern gewidmet.

Inhaltsverzeichnis

Abkürzungsverzeichnis	**5**
Abbildungsverzeichnis	**7**
Tabellenverzeichnis	**9**

1 Einleitung — 11
1.1 Der Stellenwert des rechten Herzens in der Echokardiographie 11
1.2 Echokardiographische Untersuchung des rechten Herzens 12
1.3 Tricuspid annular plane systolic excursion (TAPSE) - eine Abstandsmessung zur Funktionsbeurteilung 12
1.4 Erkrankungen, die die RV-Funktion beeinflussen können 15
1.5 Fragestellungen 16

2 Material und Methoden — 17
2.1 Patienten 17
2.2 Studiendesign 17
2.3 Einschlusskriterien 18
2.4 Messung der TAPSE 19
2.5 Echokardiographische Messung weiterer Parameter, die mit der TAPSE in Zusammenhang stehen......................... 19
2.6 Erhebung nicht-echokardiographischer Parameter zur TAPSE-Evaluation — 20
2.7 Follow-up 20
2.8 Weitere Parameter zur Prognosebestimmung 21
2.9 Statistische Auswertung 21

3 Ergebnisse — 23
3.1 Auswertung der echokardiographisch erhobenen Daten 23
   3.1.1 TAPSE und Echoparameter des rechten Ventrikels 24
   3.1.2 TAPSE und Echoparameter des linken Ventrikels 28
3.2 TAPSE in den klinischen Studiengruppen 32
   3.2.1 TAPSE und Dyspnoe, Beinödeme und Angina pectoris 34
   3.2.2 TAPSE und EKG-Parameter der rechtsventrikulären Belastung — 36

Inhaltsverzeichnis

	3.2.3 TAPSE und Echoparameter in den Studiengruppen	37
3.3	TAPSE und Prognose	48
	3.3.1 TAPSE und Überlebensrate	48
	3.3.2 Von der TAPSE abgeleitete Parameter zur Prognosebestimmung	51
	3.3.3 Gesundheitliche Entwicklung der Follow-up-Patienten	55

4 Diskussion   **58**
- 4.1 Das Patientenkollektiv 58
- 4.2 Einordnung der allgemeinen Erkenntnisse 59
- 4.3 Zusammenhänge zwischen TAPSE und echokardiographischen Parametern   60
  - 4.3.1 TAPSE und Echoparameter der rechtsventrikulären Funktion .. 60
  - 4.3.2 TAPSE und Echoparameter der linksventrikulären Funktion .. 65
- 4.4 Zusammenhänge zwischen TAPSE, kardiovaskulären Risikofaktoren und klinischen Parametern 71
- 4.5 Zusammenhänge zwischen TAPSE und EKG-Parametern der rechtsventrikulären Belastung 73
- 4.6 Ist die TAPSE als Prognoseparameter geeignet? 74

5 Zusammenfassung   **78**

6 Literatur   **80**

7 Anhang: Tabellen, Follow-up-Fragebogen   **90**

8 Danksagung   **99**

Abkürzungsverzeichnis

Abb. Abbildung.

AP Angina pectoris.

DCM dilatative Kardiomyopathie.

Diast. Dysfkt. Diastolische Dysfunktion.

E/A Quotient PW-Mk-E/PW-Mk-A (Maß für die diastolische Dysfunktion).

EF Ejektionsfraktion.

FEV1 forciertes exspiratorisches Volumen in der ersten Sekunde (Einsekundenkapazität).

ICMP ischämische Kardiomyopathie.

IVSd diastolischer Durchmesser des Ventrikelseptums.

IVSs systolischer Durchmesser des Ventrikelseptums.

KHK koronare Herzkrankheit.

LA linker Vorhof.

LAD R.intervententrikularis anterior der linken Koronararterie.

LAE Lungenarterienembolie.

LAHB linksanteriorer Hemiblock.

LCX R.circumflexus der linken Koronararterie.

LSB Linksschenkelblock.

LV linker Ventrikel.

LV-EF Ejektionsfraktion des linken Ventrikels.

Abkürzungsverzeichnis

LVEDP linksventrikulärer enddiastolischer Druck.

LVIDd diastolischer Durchmesser des linken Ventrikels.

LVIDs systolischer Durchmesser des linken Ventrikels.

NYHA New York Heart Association.

p Signifikanz.

PAH pulmonalarterieller Hypertonus.

PAP pulmonalarterieller Druck.

PAPsys systolischer pulmonalarterieller Druck.

PW pulsed wave Doppler.

PW-Mk-A Flussgeschwindigkeit des Blutes durch die Mitralklappe (A-Welle).

PW-Mk-E Flussgeschwindigkeit des Blutes durch die Mitralklappe (E-Welle).

RCA rechte Koronararterie.

RLS Reizleitungsstörung.

ROC Receiver-Operator Characteristic Curve.

RSB Rechtsschenkelblock.

RV Rechter Ventrikel.

RV-EF Ejektionsfraktion des rechten Ventrikels.

RVIDd diastolischer Durchmesser des rechten Ventrikels.

RVIDs systolischer Durchmesser des rechten Ventrikels.

SD Standardabweichung.

SEM Standardfehler.

SR Sinusrhythmus.

Tab. Tabelle.

TAPSE Tricuspid annular plane systolic excursion.

TD Tissue Doppler.

Abkürzungsverzeichnis

TD-Mk-a Geschwindigkeit des Mitralklappenringes (a-Welle).

TD-Mk-e Geschwindigkeit des Mitralklappenringes (e-Welle).

TD-Mk-s systolische Geschwindigkeit des Mitralklappenringes.

TD-Tk-a Geschwindigkeit des Trikuspidalklappenringes (a-Welle).

TD-Tk-e Geschwindigkeit des Trikuspidalklappenringes (e-Welle).

TD-Tk-s systolische Geschwindigkeit des Trikuspidalklappenringes.

Tk-Insuff. Trikuspidalklappeninsuffizienz.

TT-TAPSE Time-To-TAPSE.

V. cava Vena cava inferior.

VC Vitalkapazität.

VHF Vorhofflattern.

ZVD zentraler Venendruck.

Abbildungsverzeichnis

2.1	Messung der TAPSE	19
3.1	Flussdiagramm Gesamtkollektiv	23
3.2	TAPSE versus Alter	24
3.3	TAPSE versus RVIDd und RVIDs	24
3.4	TAPSE versus TD-Tk-s und PAP	25
3.5	TAPSE versus V. cava inf.-Durchmesser und Atemvariabilität	26
3.6	TAPSE, TI und RVIDd	27
3.7	PAP und TI	28
3.8	TAPSE versus EF	28
3.9	TAPSE versus LVIDs und LA	29
3.10	TAPSE versus TD-Mk-e und TD-Mk-a	30
3.11	TAPSE versus LVEDP	31
3.12	TAPSE versus TD-Mk-s	31
3.13	TAPSE und MI	32
3.14	TAPSE in den Studiengruppen und bei Hypertonus	34
3.15	TAPSE, Dyspnoe und Beinödeme	35
3.16	TAPSE und SR	36
3.17	TAPSE und EKG-Parameter	37
3.18	RVIDd und RVIDs in den Studiengruppen	38
3.19	TAPSE versus RVIDd bei Kontrollen, DCM- und LAE-Patienten	38
3.20	TD-Tk-s in den Studiengruppen; TAPSE versus TD-Tk-s bei Kontrollen und DCM-Patienten	39
3.21	PAP in den Studiengruppen; TAPSE versus PAP bei Kontrollen und PAH-Patienten	40
3.22	EF in den Studiengruppen	41
3.23	LVIDd und LVIDs in den Studiengruppen	41
3.24	LA und IVSd in den Studiengruppen	42
3.25	PW-Mk-E und PW-Mk-A in den Studiengruppen	43
3.26	TD-Mk-e und TD-Mk-a in den Studiengruppen	44
3.27	Diastolische Dysfunktion (E/A) in den Studiengruppen	45
3.28	Pseudonormalisierung in den Studiengruppen	45

Abbildungsverzeichnis

3.29	LVEDP in den Studiengruppen	46
3.30	TD-Mk-s in den Studiengruppen	47
3.31	TAPSE und RCA	47
3.32	Flussdiagramm Follow-up - Patienten.	48
3.33	Kaplan-Meier-Plot PAP	49
3.34	Flussdiagramm Verstorbene in den Kollektiven.	49
3.35	Verstorbene in den einzelnen Subgruppen	50
3.36	ROC-Graphik für die TAPSE	50
3.37	Kaplan-Meier-Plot TAPSE	51
3.38	TAPSE-Slope versus TD-Tk-s	53
3.39	TAPSE-Slope und Time-To-TAPSE in den Studiengruppen	53
3.40	TAPSE versus Herzfrequenz	54
3.41	Kaplan-Meier-Plot für den Parameter TAPSE / Herzfrequenz.	55
3.42	Verstorbene in den Gruppen mit pathologischer TAPSE bzw. pathologischem TAPSE/HR verglichen mit Studienteilnehmern mit normwertigen Parametern.	55
3.43	Vergleich TAPSE und NYHA	56
3.44	Vergleich subjektiver Gesundheitszustand	57
7.1	Fragebogen für das Follow-up (Seite 1)	97
7.2	Fragebogen für das Follow-up (Seite 2)	98

Tabellenverzeichnis

3.1	Allgemeine Daten der Aktenpatienten	33
3.2	Cutoff TAPSE	51
3.3	Positiver und negativer prädiktiver Wert der untersuchten Parameter	52
3.4	Medikamente Follow-up-Patienten	56
7.1	Multiple Regression für TAPSE und Alter und Geschlecht	90
7.2	Lineare Regression: TAPSE und Atemvariabilität der V.cava	91
7.3	Lineare Regression: TAPSE und Trikuspidalinsuffizienz $\geq$ II°	91
7.4	Lineare Regression: TAPSE und Mitralinsuffizienz $\geq$ II°	91
7.5	Echokardiographiedaten Gesamtkollektiv	92
7.6	Lineare Regression für TAPSE und arterieller Hypertonus	92
7.7	Lineare Regression für TAPSE und Statineinnahme	93
7.8	Lineare Regression für TAPSE und Nikotinabusus	93
7.9	Lineare Regression für TAPSE und Diabetes mellitus	93
7.10	Lineare Regression für TAPSE und Dyspnoe	93
7.11	Lineare Regression für TAPSE und Beinödeme	94
7.12	Lineare Regression für TAPSE und Sinusrhythmus	94
7.13	Lineare Regression für TAPSE und Reizleitungsstörung	94
7.14	Lineare Regression für TAPSE und RCA-Stenose ($\geq$ 75%)	94
7.15	Lineare Regression für TAPSE und LAD-Stenose ($\geq$ 75%)	95
7.16	Lineare Regression für TAPSE und LCX-Stenose ($\geq$ 75%)	95
7.17	Echokardiographiedaten Kontrollgruppe	96
7.18	Kollinearitätsstatistik	96

1 Einleitung

1.1 Der Stellenwert des rechten Herzens in der Echokardiographie

Der rechte Ventrikel sitzt dem linken wie eine annähernd dreieckige Kappe auf. Da die Gestalt des rechten Ventrikels geometrisch weitaus komplexer ist als die des linken Ventrikels, galt eine zuverlässige Beurteilung der rechten Kammer lange als sehr schwierig (27). Während als Parameter der linksventrikulären Funktion die Ejektionsfraktion berechnet werden kann, ist dieses Vorgehen zur Beurteilung der rechtsventrikulären Funktion nur beschränkt möglich: Das Schlagvolumen des linken Ventrikels wird über eine Verkleinerung des Kammerquer- und Längsdurchmessers erzeugt, bei der Kontraktion des rechten Ventrikels hingegen liegt eine komplexe, blasebalgähnliche Bewegung vor, die sich echokardiographisch nur eingeschränkt quantifizieren lässt (98). Aber nicht nur die genannten anatomischen Gegebenheiten, die die echokardiographische Beurteilung des rechten Herzens erschweren, waren Grund für das geringe Interesse an der Erforschung des rechten Herzens. Hinzu kam, dass in den 1940er Jahren in Experimenten gezeigt wurde, dass bei Hunden das Ausbrennen der äußeren Wand des rechten Ventrikels („open-pericardium model") weder eine Abnahme der Auswurfmenge des Herzens noch einen Anstieg des venösen Druckes verursachte (47), der rechte Ventrikel schien also einen eher untergeordneten Beitrag zur gesamten Herzleistung zu erbringen. Wie später gezeigt wurde, ließ aber das „open-pericardium model" das komplexe interventrikuläre Zusammenspiel zwischen linkem und rechtem Ventrikel völlig außer Acht. Heute geht man davon aus, dass die Herzleistung sowohl vom linken als auch vom rechten Ventrikel bestimmt wird. Bei Patienten mit Herzinsuffizienz lässt sich beispielsweise die Prognose an Hand der Leistung des rechten Ventrikels abschätzen (32). Auch wenn bei der Echokardiographie nach wie vor die Beurteilung des linken Herzens im Vordergrund steht, zeigt die steigende Zahl an Studien zum rechten Herz - beispielsweise wurde im Jahr 2006 vom „American National Heart, Lung and Blood Institute" die Physiologie des rechten Ventrikels zur Priorität der kardiovaskulären Forschung erklärt - , dass diese einseitige Betrachtung verlassen wird und die Erkenntnis zunimmt, dass für die Funktion des Herzens beide Kammern von Bedeutung sind und es wichtig ist, zuverlässige echokardiographische Parameter zur Beurteilung des rechten Ventrikels zu erforschen.

1.2 Echokardiographische Untersuchung des rechten Herzens

Grundsätzlich geht man bei der echokardiographischen Untersuchung des rechten Herzens analog zur Untersuchung des linken Herzens vor: Die Größe des Ventrikels wird vermessen, das globale Kontraktionsverhalten bewertet, Wanddicken gemessen und nach Zusatzstrukturen (Elektroden, Thromben?) gesucht (27). Außerdem müssen die Klappen auf Stenosen und Insuffizienzen untersucht werden. Wie oben bereits erwähnt, kann man im Gegensatz zum linken Ventrikel die rechtsventrikuläre Ejektionsfraktion (RV-EF) nur ungenau echokardiographisch bestimmen: Zwar lässt sich die im apikalen Vierkammerblick gemessene Änderung der Fläche des rechten Ventrikels zur Ejektionsfraktion in Beziehung setzen, aber nur bei der Hälfte der Patienten ist die gesuchte Fläche eindeutig bestimmbar. Die Messung der transversalen Verkürzung des Ventrikels zeigt keine Korrelation zur Auswurfmenge, und Messungen der Fläche von anderen Anlotungen aus korrelieren ebenfalls nur schlecht mit der RV-EF (48). Gängige Praxis ist, zur Beurteilung des rechten Ventrikels mit Hilfe eines kontinuierlichen Dopplerprofils der Trikuspidal-Regurgitationsgeschwindigkeit den systolischen pulmonalarteriellen Druck (PAPsys) abzuschätzen. Dieses Verfahren kann aber natürlich nur dann eingesetzt werden, wenn eine Regurgitation, also eine Trikuspidalklappeninsuffizienz, vorliegt. Auch wenn der PAPsys gemessen werden kann, ist er nur bedingt aussagekräftig: Liegt eine chronische Rechtsherzbelastung vor (z.b. durch einen pulmonalarteriellen Hypertonus), kann der gemessene Wert sehr hoch sein, was nicht zwangsläufig gleichzusetzen ist mit einer eingeschränkten RV-Funktion. Handelt es sich aber um eine akute Rechtsherzbelastung, z.B. im Rahmen einer Lungenarterienembolie, kann der Wert noch normal sein, obwohl die systolische Funktion des rechten Ventrikels stark eingeschränkt ist (45).

1.3 Tricuspid annular plane systolic excursion (TAPSE) - eine Abstandsmessung zur Funktionsbeurteilung

Für die TAPSE-Messung wird das älteste echokardiographische Verfahren, das M-Mode, verwendet. Hierbei erzeugt der Schallkopf einen einzigen Schallstrahl, der mit hoher Pulsrepetitionsfrequenz (1000-5000/s) und dabei sehr hoher zeitlicher Auflösung (≤ 1 ms) arbeitet. Reflektierende Strukturen im Verlauf dieses „eindimensionalen"

1. Einleitung

Strahls werden auf dem Bildschirm entlang der vertikalen Achse registriert; die horizontale Achse stellt die Zeitachse dar (27). Die Registrierung der TAPSE im M-Mode verläuft 2-D-Verfahren-gesteuert: Zur Erzeugung eines zweidimensionalen Schnittbildes wird statt eines einzigen Strahls eine Vielzahl von Einzelstrahlen ausgesandt: Man kann das Herz im „apikalen Vierkammerblick" sehen, d.h., es wird von der Herzspitze aus dargestellt und man sieht beide Ventrikel und beide Vorhöfe. Nun kann man den M-Mode-Strahl so im Bild positionieren, dass der laterale Trikuspidalklappenring angelotet und damit die Bewegung der Trikuspidalklappe registriert wird.

Anfang der 80er Jahre begann die Suche nach einem geeigneten echokardiographischen Verfahren zur Beurteilung des rechten Ventrikels. Neben der erstmalig 1984 von Kaul et. al. beschriebenen TAPSE-Messung (48) wurden die Messung des „right ventricular fractional area change" (RVFAC) mittels 2D- und 3D-Echokardiographie sowie „right ventricular apical angle" (RVAA) als Parameter für die Beurteilung der RV-Funktion untersucht (52), (56). „Right ventricular fractional area change", also die prozentuale Verkleinerung der Fläche des rechten Ventrikels, zeigte eine gute Korrelation mit der rechtsventrikulären Ejektionsfraktion (RVEF). Allerdings war die RVFAC nur bei der Hälfte der Patienten messbar, da hierzu das gesamte Endokard abgrenzbar sein muss. Entsprechend der Veröffentlichung von Lopez-Candales et al. (56) steht der „right ventricular apical angle" in enger Korrelation zur TAPSE, allerdings müssen auch für diese Untersuchung die Schallbedingungen sehr gut sein, da sich der Winkel bei unscharfer Abgrenzung des Endokards nur ungenau angeben lässt. Der „D-shaped left ventricle", ein D-förmiger linker Ventrikel, der seine Form auf Grund eines abgeflachten interventrikulären Septums erhält, ist ebenfalls ein Zeichen der Rechtsherzbelastung (65): Auf Grund des erhöhten Drucks im rechten Ventrikel wird das sich normalerweise in den rechten Ventrikel hineinwölbende Septum aus dem rechten Ventrikel herausgedrückt und wirkt somit abgeflacht, so dass der linke Ventrikel D-förmig erscheint. Wenn beispielsweise eine akute Lungenarterienembolie vorliegt, ist das Septum nicht nur abgeflacht, sondern es kommt noch eine „paradoxe Septumbewegung" hinzu: Die Bewegung des interventrikulären Septums ist nicht mehr synchron mit der Ventrikelbewegung, das Herz scheint bei jeder Kontraktion zu „schaukeln". Bei denen in dieser Arbeit untersuchten Patienten mit Lungenarterienembolie ließen sich oft ein D-shaped left ventricle sowie eine paradoxe Septumbewegung beobachten. Der Tissue-Doppler stellt ebenfalls ein echokardiographisches Verfahren dar. Dopplerverfahren beruhen auf dem von Christian Johann Doppler beschriebenen Effekt: Die relative Bewegung des Senders einer Welle wirkt sich auf die vom Empfänger wahrgenommene Frequenz aus. Echogeräte können die durch den Dopplereffekt erzeugte Frequenzverschiebung zwischen ausgesandtem und empfangenem Ultraschall detektieren und dadurch die Bewegungsgeschwindigkeiten kardialer Strukturen messen (27). Der Tissue-Doppler (Gewebedoppler) misst auf diese Weise die Geschwindigkeit fester kardialer Strukturen. Ein mittels Tissue-Doppler

1. Einleitung

erhobener Funktionsparameter des rechten Herzens ist die an einem definierten Punkt gemessene Bewegungsgeschwindigkeit im Trikuspidalklappenring (TD-Tk). Innerhalb eines Herzzyklus sind drei „Trikuspidalklappengeschwindigkeiten" messbar: TD-Tk-e (entsprechend der e-Welle, zu Beginn der Diastole), TD-Tk-a (entsprechend der a-Welle am Ende der Diastole) und TD-Tk-s (systolische Auslenkungsgeschwindigkeit des Trikuspidalklappenringes). Eine herabgesetzte Auslenkungsgeschwindigkeit der Trikuspidalklappe deutet auf eine rechtsventrikuläre Dysfunktion hin (77). Die Messung der TD-Tk ist ein fester Bestandteil in der Untersuchung des rechten Ventrikels und somit auch in der vorliegenden Arbeit. Als Funktionsindex für den rechten Ventrikel wurde der TEI-Index entwickelt, auch bekannt als „myocardial performance index" (87). Die Bestimmung des TEI-Index erfolgt durch die Bildung des Quotienten aus der Zeit des pulmonalen Ausstroms und der Zeit zwischen dem Ende und Beginn des trikuspidalen Einstroms. Der TEI-Index kann mittels PW-Doppler - bei diesem Dopplerverfahren werden in bestimmten zeitlichen Abständen Ultraschallwellen ausgesendet, so dass eine räumliche Zuordnung der gemessenen Geschwindigkeit möglich ist (27) - im rechtsventrikulären Ausflusstrakt (Pulmonalklappenfluss) und rechtsventrikulären Einflusstrakt (Trikuspidalfluss) gemessen werden (normal < 0,4)(98). Erhöhte Werte finden sich bei Patienten mit rechtsventrikulärer Dysfunktion. Auch in der vorliegenden Promotionsschrift wird der TEI-Index verwendet.

Erst mehrere Jahre nach der ersten TAPSE-Messung entstanden Studien, die sich mit der Evaluation der TAPSE beschäftigten (45), (32) (10). Das Hauptaugenmerk richtete sich in den genannten Studien auf Patienten mit Herzinsuffizienz oder Cor pulmonale. Außerdem galten in diesen Studien sehr strenge Ausschlusskriterien: Patienten mit Klappenvitien, Vorhofflattern oder Schrittmacher wurden nicht eingeschlossen. Das Patientenkollektiv in der vorliegenden Promotionsschrift entspricht in seiner Zusammensetzung dem typischen Patientengut, das täglich in der echokardiographischen Funktionseinheit einer Klinik untersucht wird. Es handelt sich also nicht um „selektierte Patienten", sondern um Patienten, denen man im Routinealltag ständig begegnet. Da diese Studie bewerten soll, inwieweit die TAPSE einen aussagekräftigen Routine-Parameter zur Bewertung der rechtsventrikulären Funktion darstellt, ist es wichtig, ein so weit gespanntes Patientenkollektiv zu wählen. Aus diesem Grund wurden die in anderen Studien üblicherweise ausgeschlossenen Patienten mit Vorhofflimmern, Schrittmacher und Klappenvitien, ebenfalls eingeschlossen und vergleichend zu einem gesunden Kollektiv anhand von Subgruppen untersucht.

1. Einleitung

1.4 Erkrankungen, die die RV-Funktion beeinflussen können

Das rechte Herz pumpt das venöse Blut aus dem Körperkreislauf in die Lunge, in der die CO_2-Abgabe und Sauerstoffaufnahme stattfindet. Alle Lungenerkrankungen, die zu einer Widerstandserhöhung in der Lungenstrombahn führen, können das rechte Herz beeinträchtigen (83): Wenn wegen des erhöhten Lungenwiderstands der rechte Ventrikel einen höheren Druck aufbauen muss, um das Blut in den Lungenkreislauf zu pumpen, kann diese erhöhte Belastung zum Rechtsherzversagen führen. Rechtsherzversagen bei massiver Lungenembolie ist ein Beispiel für das akute Versagen des rechten Ventrikels bei zu hohem Widerstand in der Lungenstrombahn. Ein pulmonalarterieller Hypertonus, verursacht durch pathophysiologische Mechanismen wie Vasokonstriktion, Proliferation glatter Gefäßmuskelzellen, fibrotische Prozesse und In-Situ-Thrombosen (42), kann zu einer chronischen RV-Dysfunktion führen. Die in Industrieländern häufigste Ursache einer Lungenobstruktion, die COPD, verursacht langfristig über den oben genannten Mechanismus ebenfalls eine Rechtsherzbelastung (51). Neben den Lungenerkrankungen, die das rechte Herz gleichermaßen „indirekt" beeinträchtigen, können natürlich auch Erkrankungen des Herzens selber zu einer RV-Dysfunktion führen. Zu nennen wären hier angeborene oder erworbene Klappenvitien, Linksherzinsuffizienz, dilatative Kardiomyopathie, koronare Herzerkrankungen und Herzinfarkt (46), (72), (40), (37). Wie Lopez-Candales (58) gezeigt haben, ist allgemein eine Verminderung der LVEF mit einer Verschlechterung der RV-Funktion assoziiert. Klinische Zeichen einer Rechtsherzinsuffizienz sind Flüssigkeitsretention, die zu peripheren Ödemen, Aszites und Anasarka führen kann, verminderte systolische Auswurfmenge mit Müdigkeit und verringerter körperlicher Belastbarkeit und atriale oder ventrikuläre Arrhythmien (37). Pathophysiologisch beginnt eine RV-Dysfunktion mit einer Noxe, z.B. Ischämie, die das Myokard schädigt. Die Myokardschädigung kann voranschreiten, ohne dass die Noxe ein weiteres Mal wirkt (83). Die Adaptation des rechten Ventrikels an eine Noxe oder Krankheit ist komplex und von vielen Faktoren abhängig. Die wichtigsten darunter sind Art und Ausmaß der myokardialen Schädigung, akuter oder chronischer Verlauf und Alter des Betroffenen (Neugeborenes, Kind oder Erwachsener). Grundsätzlich kann der RV sich besser an Volumen als an Druckbelastung anpassen: Klappenfehler oder Vorhofseptumdefekte werden besser toleriert als pulmonalarterieller Hypertonus (37). Dwivedi et al. (23) haben gezeigt, dass im Verlauf der Entwicklung einer RV-Dysfunktion zuerst die diastolische, dann die systolische Funktion betroffen ist. Bei der Therapie der rechtsventrikulären Dysfunktion sollte immer die zugrundeliegende Erkrankung behandelt werden. Besonders wichtig ist, dass ein Sinusrhythmus aufrechterhalten wird, denn VHF oder ein höhergradiger AV-Block können tiefgehende hämodynamische Veränderungen nach sich ziehen. Bei akutem Rechtsherzversagen sollten jegliche Anstren-

1. Einleitung

gungen unternommen werden, um eine Hypotension, die zu einem Circulus vitiosus von RV-Ischämie und weiterer Hypotension führen kann, zu vermeiden (37).

1.5 Fragestellungen

Das Ziel der vorliegenden Arbeit war es, den echokardiographischen Parameter TAPSE an Hand eines nicht-vorselektierten Patientenkollektivs zu untersuchen und Erkenntnisse darüber zu gewinnen, in wie weit die TAPSE mit anderen echokardiographischen und klinischen Merkmalen der Patienten in Zusammenhang steht bzw. von ihnen beeinflusst wird. Im Einzelnen wurde dabei untersucht:

1. Zusammenhänge zwischen der TAPSE und anderen echokardiographisch erhobenen Parametern des rechten und linken Ventrikels.

2. TAPSE in den klinischen Studiengruppen: Zusammenhänge zwischen TAPSE und klinischen Symptomen einer Rechtsherzbelastung wie Dyspnoe, Beinödeme, Angina pectoris sowie EKG-Parameter einer rechtsventrikulären Belastung; desweiteren Betrachtung von Zusammenhängen zwischen der TAPSE und echokardiographischen Parametern in ausgewählten Studiengruppen.

3. TAPSE als Prognoseparameter: Mit Hilfe eines Follow-up Ermittlung eines TAPSE-Grenzwertes, bei dessen Unterschreitung von einer signifikant eingeschränkten Lebenserwartung ausgegangen werden muss sowie Evaluation von von der TAPSE abgeleiteten Parametern als Prognoseparameter.

2 Material und Methoden

2.1 Patienten

Die Studie wird im Zeitraum vom 06.10.2006 - 20.11.2007 durchgeführt. Für die untersuchten Patienten ist entweder im Rahmen ihres stationären Aufenthalts im UK S-H eine Echokardiographie angeordnet worden, oder sie treffen nach Überweisung als Poliklinik-Patient im Echolabor ein. Es handelt sich also bei der für die Studie durchgeführten Echokardiographien nicht um Zusatzuntersuchungen, sondern um Untersuchungen, die im Rahmen des diagnostischen Work-Ups bzw. zur Verlaufskontrolle nötig sind. Zur Evaluierung der rechtsventrikulären Funktionsparameter (TAPSE, TD-Tk-s, TEI etc.) wird eine möglichst große Patientengruppe erfasst, soweit die Patienten die Kriterien einer guten Schallbarkeit aufweisen. Insgesamt nehmen 253 Patienten an der Studie teil, wobei es sich um 117 Frauen und 136 Männer handelt. Nach Einsichtnahme in die Akten werden die Patienten retrospektiv verschiedenen Gruppen zugeteilt: Exemplarisch für Patienten mit einer rechtsventrikulären Belastung auf Grund einer chronischen Lungenerkrankung wird das Patientenkollektiv „COPD" gebildet. Die Untersuchung einer akuten Rechtsherzbelastung ist durch Einschluss der Patienten mit Lungenarterienembolie möglich. Das Patientenkollektiv mit pulmonalarteriellem Hypertonus besteht sowohl aus Patienten mit chronischer als auch mit akuter RV-Belastung (wie im vorherigen Kapitel erwähnt, kann sowohl eine akute Erkrankung wie die Lungenarterienembolie als auch ein chronisches Leiden wie z.B. die Sarkoidose zu einer Erhöhung des pulmonalarteriellen Druckes führen). Patienten mit koronarer Herzkrankheit, ischämischer Kardiomyopathie oder dilatativer Kardiomyopathie erlauben einen Einblick in die Zusammenhänge zwischen TAPSE und anderen Echokardiographie-Parametern bei primär linksventrikulären Herzerkrankungen. Und schließlich kann durch den Einschluss von Patienten mit Vorhofflimmern eine Patientengruppe untersucht werden, über deren TAPSE-Werte bisher kaum etwas bekannt war.

2.2 Studiendesign

Die vorliegende Studie lässt sich in drei Abschnitte unterteilen: Der erste Abschnitt befasst sich mit Zusammenhängen zwischen der TAPSE und anderen echokardiogra-

2. Material und Methoden

phischen Parametern. Im zweiten Abschnitt wird nach Einsichtnahme in die Akten der echokardiographierten Patienten untersucht, inwieweit ein Verhältnis zwischen der TAPSE und klinischen Parametern besteht. Leider liegen nicht bei allen Patienten Akten vor, bzw. es ist nicht bei allen Patienten eine Zuordnung in die Studiengruppen möglich, so dass im zweiten Abschnitt ein etwas kleineres Kollektiv betrachtet wird. Der dritte Abschnitt umfasst das Follow-Up, das 12-15 Monate nach der echokardiographischen Untersuchung durchgeführt wird. Die Ethikkommission der Universität zu Lübeck genehmigte die Studie unter dem Aktenzeichen 07-132.

2.3 Einschlusskriterien

Um in diese Studie eingeschlossen zu werden, müssen die Patienten eine ausreichende Schallbarkeit aufweisen. Um auch in den zweiten Abschnitt der Studie, also die Analyse TAPSE versus klinische Parameter, eingeschlossen zu werden, muss außerdem die Patientenakte vorliegen, so dass Grunderkrankungen, Medikation, EKG und Herzkatheterbefund erhebbar sind. Für die entsprechend der Diagnosen gebildeten Subgruppen ergeben sich folgende spezielle Einschlusskriterien:

1. Kontrollgruppe: Normaler echokardiographischer Befund: Alle messbaren Werte im Normbereich; gute Ejektionsfraktion. Keine diastolische Dysfunktion, keine Klappenfehlfunktion $> I°$, kein Perikarderguss. Atemvariable V. cava. Keine Grunderkrankungen, die das Herz-Kreislaufsystem beeinflussen könnten. Blandes EKG.

2. COPD: COPD-Diagnose im Arztbrief sowie Einnahme von COPD-Medikation.

3. Ischämische Kardiomyopathie (ICMP): Herzkatheterbefund: Stenose $> 70\%$ in mind. 1 Hauptast oder dokumentierter Myokardinfarkt (61).

4. Pulmonalarterielleler Hypertonus (PAH): Echokardiographisch gemessener systolischer PAP über 30 mmHg + zentraler Venendruck (98).

5. Lungenarterienembolie (LAE): CT-Angiographischer Befund einer akuten Lungenarterienembolie

6. koronare Herzkrankheit (KHK): Koronarangiographischer Nachweis von Stenosen $\geq 50\%$, diese Gruppe enthält also auch Patienten mit ischämischer Kardiomyopathie

7. Vorhofflimmern (VHF): VHF als Diagnose im Arztbrief aufgeführt sowie Vorliegen eines entsprechenden EKGs

2. Material und Methoden

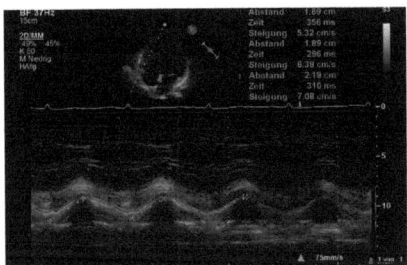

Abb. 2.1: Messung der TAPSE

8. Dilatative Kardiomyopathie (DCM): Echokardiographischer Befund einer dilatativen Kardiomyopathie (LVIDd > 55 mm, diffuse LV-Hypokinesie mit EF < 55%, koronarangiographisch keine Stenosen > 50% (46))

2.4 Messung der TAPSE

Um die Distanz der Bewegung der Trikuspidalklappe in der Systole (=TAPSE) zu messen, wird folgendermaßen vorgegangen: Im apikalen Vierkammerblick (5.ICR) wird der laterale Trikuspidalring mittels M-Mode angelotet: Diese Messung ergibt eine sinusförmige Kurve. Der Abstand des höchsten Punktes dieser Kurve zur X-Achse entspricht dem gesuchten Parameter TAPSE (98) (siehe Abb. 2.1). Gleichzeitig können von diesem Bild zwei weitere interessante Parameter abgeleitet werden: „Time to TAPSE" (TT-TAPSE, die Zeit, die von Beginn der Trikuspidalklappenbewegung bis zum Erreichen ihrer maximalen Auslenkung vergeht) sowie TAPSE-Slope (die Steigung, das heißt der Quotient aus TAPSE und TT- TAPSE). Bei jedem Patienten werden TAPSE, TT-TAPSE und TAPSE-Slope dreimal gemessen und zur Auswertung die Mittelwerte aus diesen Messungen verwendet.

Alle Echokardiographien werden mit dem Ultraschallgerät Philips Medizin Systeme iE 33 mit Schallkopf S5-1 durchgeführt. Als Ultraschallgel wird „Aquasonic 100" der Parker Laboratories Inc. verwendet. Auf dem PC dargestellt werden die gemessenen Werte mit Hilfe des Programmes „Xcelera Echo", ebenfalls von Philips.

2.5 Echokardiographische Messung weiterer Parameter, die mit der TAPSE in Zusammenhang stehen

Zur Evaluation des Parameters TAPSE ist neben der eigentlichen TAPSE-Messung im selben Untersuchungsgang die Erhebung zahlreicher weiterer Parameter erforderlich:

2. Material und Methoden

Durchmesser der Ventrikel, vorderer und hinterer Ventrikelwände und des Septums (jeweils systolischer und diastolischer Durchmesser), Durchmesser des linken Vorhofs und der Vena cava inferior, Beurteilung der Atemvariabilität der Vena cava inferior, Ejektionsfraktion nach Teichholz und nach Simpson, Geschwindigkeit des Flusses durch die Mitralklappe, Geschwindigkeit der Bewegung des Mitralklappenringes und des Trikuspidalklappenringes, Druck in der Aorta und in der Pulmonalarterie, Erfassung von Klappenvitien. Bei einigen Patienten lassen sich nicht alle Parameter brauchbar messen, so dass für die spätere Auswertung einzelner Parameter einige Patienten ausgeschlossen werden müssen.

2.6 Erhebung nicht-echokardiographischer Parameter zur Evaluation der TAPSE

Um festzustellen, ob sich mit Hilfe der TAPSE-Messung zuverlässige Aussagen über den klinischen Zustand der Patienten dieses breitgefächerten Patientenkollektivs treffen lassen, muss in die verfügbaren Akten aller untersuchten Patienten Einsicht genommen werden. Hierbei wird untersucht, ob der Patient zum Zeitpunkt der echokardiographischen Untersuchung Zeichen einer kardialen Insuffizienz aufweist (Dyspnoe, Angina pectoris, Beinödeme, Gewichtszunahme) und ob EKG-Veränderungen vorliegen, die auf eine rechtsventrikuläre Belastung hindeuten könnten, wie z.B. eine Achsenabweichung des QRS-Vektors, ein SIQIII-Typ, ein Rechtsschenkelblock oder ein erhöhter Sokolow-Index. Die aktuellen Symptome, die zum Krankenhausaufenthalt oder zum Besuch der Poliklinik geführt haben, werden erfasst und es wird aufgenommen, welche Vorerkrankungen bekannt sind. Außerdem wird die zum Untersuchungszeitpunkt aktuelle Medikation erfasst. Soweit ein aktueller Herzkatheterbefund vorliegt, wird dieser mit Angabe der Stenosegrade der untersuchten Koronararterien ebenfalls in die Datenbank aufgenommen. Bei Patienten, die an einer COPD erkrankt sind, wird außerdem eine Blutgasanalyse ausgewertet. Die aus den Akten gewonnenen Daten werden neben den echokardiographischen Daten aufgelistet und alle Patienten werden pseudonymisiert. Nach Abschluss des Follow-up wird die Zuordnungsmöglichkeit an der Quelle irreversibel zerstört.

2.7 Follow-up

Unter der Annahme, dass die TAPSE ein besserer prognostischer Parameter als der bei Patienten mit eingeschränkter rechtsventrikulärer Funktion bisher verwendete Parameter „pulmonalarterieller Druck" (PAP) ist, wird 74 der untersuchten Patienten (20 Kontrollpatienten, 54 mit Hilfe der „Zufallsbereich-" Funktion von Microsoft Excel 2007

2. Material und Methoden

zufällig ausgewählte Patienten mit eingeschränkter TAPSE und/oder erhöhtem PAP) 12-15 Monate nach der Echokardiographie ein Fragebogen zugeschickt (Fragebogen siehe 7.1 und 7.2 im Anhang). Die erste Frage dieses Fragebogens bezieht sich auf den aktuellen Gesundheitszustand des Patienten, bei der Beantwortung der zweiten Frage soll der aktuelle Gesundheitszustand mit dem Gesundheitszustand des letzten Jahres verglichen werden. Die dritte Frage bezieht sich auf kürzliche Krankenhausaufenthalte und ggf. deren Gründe. In Frage 4 soll Dyspnoe und/oder Angina Pectoris - Symptomatik angegeben werden. Fragen 5-8 dienen zur Einteilung des Patienten in ein NYHA - Stadium: Je nachdem, ob der Patient beim schnellen Gehen auf ebener Strecke oder bereits beim Waschen oder Ankleiden kurzatmig wird, liegt NYHA - Stadium II oder III vor. Nach Ödemen oder Gewichtszunahme wird gefragt und in Frage 10 soll der Patient seinen aktuellen Gesundheitszustand auf einer Skala von 1-100 angeben, wobei 100 für ausgezeichnetes Befinden und 1 für einen sehr schlechten Gesundheitszustand steht. In Frage 11 wird nach den Medikamenten gefragt, die der Patient aktuell einnimmt und Frage 12 und 13 beziehen sich auf den täglichen Zigarettenkonsum sowie darauf, ob eine positive Familienanamnese bezüglich der Grunderkrankung des Patienten vorliegt.

2.8 Weitere Parameter zur Prognosebestimmung

Die TAPSE wird absolut in mm angegeben. Ob dieser Wert normal oder eingeschränkt ist, hängt auch von der Gesamtgröße des Herzens ab. Denkbar ist, dass für ein kleines Herz eine TAPSE im unteren Normbereich weniger problematisch ist als für ein großes Herz. Um dieser Tatsache gerecht zu werden, wird als Maß für die absolute Größe des Herzens der diastolische Durchmesser des linken Ventrikels gewählt und der Quotient aus TAPSE und LVIDd gebildet (=TAPSE/LVIDd). Dann wird getestet, inwieweit der Parameter TAPSE/LVIDd mit der Lebenserwartung der Patienten korreliert. Außer der TAPSE wird auch die pulmonale Ejektionszeit (Pv-Eject-time) gemessen. Es wird das Verhältnis von TAPSE und Pv-Eject-time gebildet (TAPSE/Pv-Eject-time), und für alle Follow-Up-Patienten verglichen. Der Überlegung folgend, dass das Verhältnis von TAPSE und Herzfrequenz zur Beurteilung der RV-Funktion aussagekräftiger sein könnte als die TAPSE allein, wird für alle Follow-Up-Patienten der Quotient aus TAPSE und Herzfrequenz gebildet.

2.9 Statistische Auswertung

Zunächst werden alle erhobenen Daten in einer Tabelle (Programm: Microsoft Excel 2007) zusammengetragen. Die Auswertung und graphische Darstellung erfolgt mit dem Programm „GraphPad Prism 4.0". Für alle erhobenen Parameter (inklusive der Follow-up Daten) werden der Mittelwert, die Standardabweichung (SD) und der Stan-

2. Material und Methoden

dardfehler (SEM) berechnet. Grundsätzlich werden im Text Mittelwert und SD, in den Graphiken Mittelwert und SEM angegeben. Ob sich die Mittelwerte der Studiengruppen signifikant vom Mittelwert der Kontrollgruppe unterscheiden, wird mit Dunnett's Multiple Comparison Test untersucht. Um herauszufinden, ob verschiedene Variablen voneinander abhingen, wurde für normalverteilte Variablen der t-Test, für nicht-normalverteilte Variablen der Mann-Whithney U Test verwendet. Für voneinander abhängige quantitative Daten wird mit dem Programm „Graph Pad Prism 4.0" die lineare Regression berechnet, für dichotome Daten (Geschlecht, Nikotinabusus, Vorliegen von Dyspnoe etc.) wird die lineare Regression und die Kollinearitätsstatistik (11) mit dem Programm „SPSS 16.0 für Windows" berechnet. Um die Follow-up Daten auszuwerten, werden mehrere Kaplan-Meier-Plots angefertigt, die die Überlebenskurven der Patienten mit Werten innerhalb des Normbereichs denen mit Werten außerhalb des Normbereichs gegenüberstellen. Um herauszufinden, ob ein signifikanter Unterschied zwischen den Überlebenskurven besteht, also ob Patienten, deren Wert sich außerhalb des Normbereiches befindet, eine andere Überlebensrate haben als Patienten mit normwertigem Messwert, wird der Chi-Quadrat-Test angewendet. Zur Ermittlung des TAPSE-Wertes, der als Normwert am sinnvollsten ist, d.h. den besten Kompromiss aus Sensitivität und Spezifität bildet, wird eine Receicer-Operator Characteristic Curve erstellt. Die Berechnung der Fläche unter der Kurve dient der Beurteilung der Testqualität insgesamt. Das Verhalten von Sensitivität, Spezifität und Likelihood ratio in Abhängigkeit vom gewählten Normwert (Cutoff) wird in einer Tabelle gegenübergestellt.

Die von der TAPSE abgeleiteten Parameter wie TAPSE-Slope, TAPSE/LVIDd, TAPSE/Pv-Eject-time, TAPSE/HF werden ebenfalls mittels Kaplan-Meier-Plot ausgewertet. Da für diese Parameter keine Normwerte vorlagen, wird, ausgehend von einer Gauß'schen Normalverteilung, der Mittelwert der Kontrollpatienten $\pm 2*$Standardabweichung als Normbereich definiert. Für alle relevanten echokardiographischen Parameter wird der positive sowie der negative prädiktive Wert berechnet, um die prognostische Bedeutung eines vom Normbereich abweichenden Parameters zu erfassen. Die übrigen mittels Fragebogen erfassten Daten (Gesundheitszustand, Zahl der Krankenausaufenthalte, NYHA-Stadium, Änderung in der Medikation im Vergleich zum Untersuchungszeitpunkt) werden ebenfalls durch die Bildung von Mittelwerten, SD, SEM verglichen sowie Korrelationen berechnet. Zur Analyse der subjektiven Einschätzung des Gesundheitszustandes wird der Bonferroni-Test eingesetzt, welcher es erlaubt, aus einer größeren Gruppe ausgewählte Paare miteinander zu vergleichen.

3 Ergebnisse

3.1 Auswertung der echokardiographisch erhobenen Daten

Insgesamt werden 253 Patienten echokardiographisch untersucht. 8 Patienten gehen auf Grund sehr schlechter Schallbarkeit nicht mit in die Auswertung ein (siehe Abb. 3.1). Grundsätzlich gilt, dass zwar bei den übrigen 245 Patienten versucht wird, alle in dieser Studie untersuchten echokardiographischen Parameter zu messen, dass aber bei einigen Patienten einige Parameter nicht in ausreichender Qualität darstellbar sind, so dass sich für die Auswertung gewisser Parameter eine Anzahl von $n < 245$ Patienten ergibt. Von den 245 Patienten sind 117 weiblich und 128 männlich.

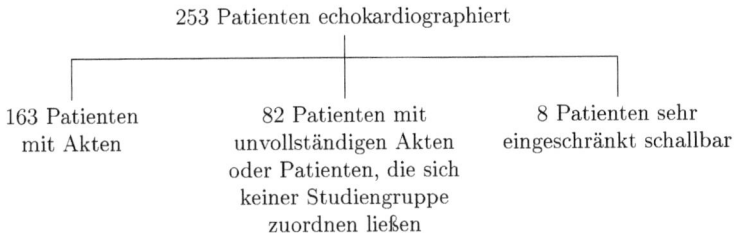

Abb. 3.1: Das untersuchte Gesamtkollektiv.

Das durchschnittliche Alter der Patienten beträgt $64,2$ Jahre (SD= $15,2$) - sofern nicht anders angegeben, beziehen sich alle in diesem Kapitel genannten Mittelwerte auf das Gesamtkollektiv. Die univariate Analyse zeigt, dass die TAPSE unabhängig von der Geschlechtszugehörigkeit ist und negativ mit dem Alter ($p < 0,01$) korreliert (siehe Abb. 3.2 und Tab. 7.1 im Anhang).

3. Ergebnisse

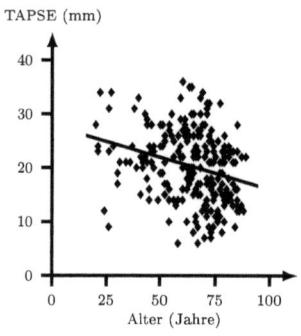

Abb. 3.2: Lineare Regression: TAPSE versus Alter; $n = 245; r^2 = 0,07;$ slope $= -0,12; p < 0,01$.

Die Berechnung der linearen Regression für TAPSE versus Alter ergibt $r^2 = 0,07$ ($p < 0,01$). Pro 10 Jahre nimmt die TAPSE durchschnittlich um 1,2 mm ab - beispielsweise hat ein 80-Jähriger, verglichen mit einem 20-Jährigen, eine um 7,2 mm niedrigere TAPSE.

Die Mittelwerte aller gemessenen echokardiographischen Parameter sind in Tab. 7.5 im Anhang zusammengestellt.

3.1.1 TAPSE und Echoparameter des rechten Ventrikels

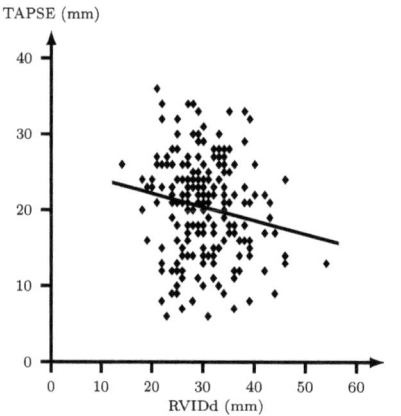
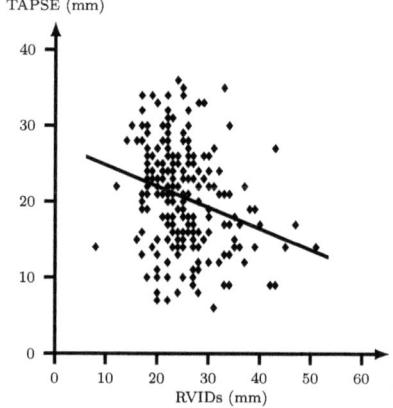

(a) Lineare Regression: TAPSE versus RVIDd; $n = 245; r^2 = 0,03;$ slope$= -0,18; p = 0,02$.

(b) Lineare Regression: TAPSE versus RVIDs; $n = 228; r^2 = 0,07;$ slope$= -0,28; p < 0,0001$.

Abb. 3.3: Lineare Regression: TAPSE versus diastolischem und systolischem RVID.

Bei allen 245 Patienten wird der diastolische rechtsventrikuläre Durchmesser (RVIDd) gemessen. Abb. 3.3 a) zeigt die lineare Regression TAPSE versus RVIDd: Es ergibt

3. Ergebnisse

sich $r^2 = 0,03$ ($p = 0,02$), was zwar einen signifikanten, aber nur sehr schwachen Zusammenhang zwischen TAPSE und rechtsventrikulärem Durchmesser andeutet. TAPSE versus systolischem rechtsventrikulärem Durchmesser (RVIDs) zeigt mit $r^2 = 0,07$ ($p < 0,01$) eine etwas bessere Korrelation (siehe Abb. 3.3b)).

Der Parameter TD-Tk-s, also die systolische Auslenkungsgeschwindigkeit des Trikuspidalklappenringes, steht in engem Zusammenhang mit der TAPSE: Die lineare Regression TAPSE versus TD-Tk-s ergibt $r^2 = 0,42$ ($p < 0,0001$), und auch der zugehörigen Abb. 3.4 a) ist auf den ersten Blick zu entnehmen, dass zwischen diesen beiden Parametern ein Zusammenhang besteht: Eine hohe TD-Tk-s - Auslenkungsgeschwindigkeit ist mit einer hohen TAPSE assoziiert.

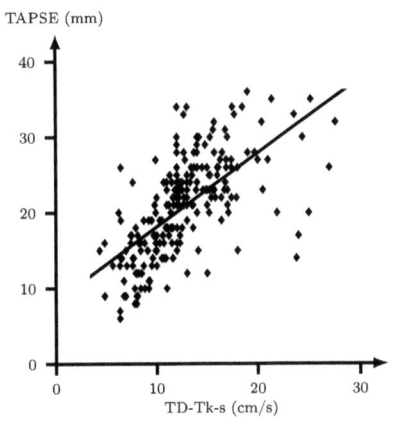
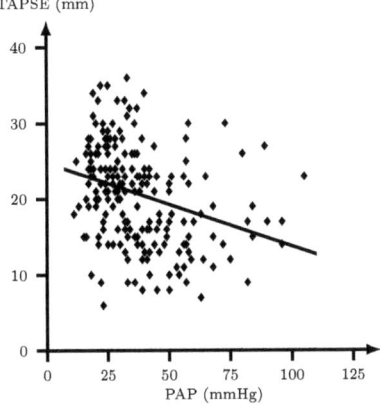

(a) Lineare Regression: TAPSE versus TD-Tk-s; $n = 229$; $r^2 = 0,42$; slope$= 0,98$; $p < 0,0001$.

(b) Lineare Regression: TAPSE versus PAP; $n = 199$; $r^2 = 0,1$; slope$= -0,11$; $p < 0,0001$.

Abb. 3.4: Lineare Regression: TAPSE versus TD-Tk-s und PAP.

Bei den 245 Patienten wird außerdem der bisher übliche Parameter zur Beurteilung der RV-Funktion, der PAP gemessen. Hier zeigt sich ein gewisser Zusammenhang mit der TAPSE (lineare Regression: $r^2 = 0,1$; $p < 0,0001$, siehe Abb. 3.4 b)).

Zu einer routinemäßigen echokardiographischen Untersuchung des rechten Herzens gehört desweiteren die Messung des Durchmessers der Vena cava inferior. Der mittels linearer Regression ermittelte Zusammenhang zwischen dem Durchmesser der V.cava und der TAPSE wird in Abb. 3.5 a) veranschaulicht: Je größer der Durchmesser der Vene, desto geringer die TAPSE ($r^2 = 0,12$; $p < 0,01$).

3. Ergebnisse

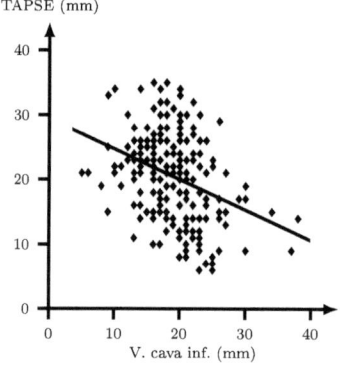

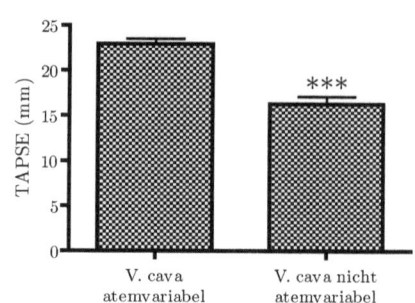

(a) Lineare Regression: TAPSE versus V. cava; $n = 213$; $r^2 = 0,12$; slope$= -0,47$; $p < 0,0001$.

(b) Vergleich der TAPSE zwischen Patienten ohne atemvariable ($n = 63$) und mit atemvariabler ($n = 150$) V. cava inf.; $n = 166$; t-Test: $p < 0,0001(***)$.

Abb. 3.5: Vergleich der TAPSE in Bezug auf Durchmesser und Atemvariabilität der Vena cava inferior.

Außerdem wird bei allen Patienten die Atemvariabilität der V. cava gemessen. Der t-Test ergibt, dass zwischen dem Patientenkollektiv mit atemvariabler V.cava (respiratorische Durchmesserschwankung > 50%) sowie dem Patientenkollektiv ohne atemvariable V.cava ein signifikanter Unterschied bezüglich der TAPSE-Werte besteht ($p < 0,0001$, siehe Abb. 3.5 b)). Die univariate Analyse zeigt, dass die TAPSE positiv korreliert ist mit dem Vorliegen einer atemvariablen V.cava ($p < 0,0001$; siehe Tab. 7.2 im Anhang). In der Kollinearitätsstatistik (siehe Tab. 7.18 im Anhang) stellt sich heraus, dass es sich bei der Atemvariabilität der V.cava um eine Variable handelt, die die TAPSE unabhängig von anderen Variablen beeinflusst (Toleranz > 0,4).
Der TEI-Index des rechten Herzens (Myocardial performance) ist bei 154 Patienten messbar (Gründe für nicht mögliche Messung: Vorhofflimmern, schlechte Bildqualität). Bei 78% liegt der TEI-Index unter 0,6 und damit noch im Normbereich. 16% haben einen TEI von 0,6 - 1 und nur bei 6% ist der TEI größer als 1. Bei den DCM-Patienten sieht die Verteilung allerdings anders aus: ein Drittel liegt im Normbereich, ein weiteres Drittel hat einen TEI zwischen 0,6 und 1 und das letzte Drittel der DCM-Patienten (soweit der TEI messbar ist) hat einen TEI größer als 1. Die lineare Regression zwischen TAPSE und TEI-Index im Gesamtkollektiv bietet nur ein sehr kleines $r^2 = 0,02$ ($p = 0,03$), es besteht also lediglich eine sehr schwache Korrelation zwischen TAPSE und TEI. In der nur auf DCM-Patienten beschränkten linearen Regression zwischen TAPSE und TEI lässt sich gar keine signifikante Korrelation nachweisen.
Von den 245 untersuchten Patienten haben 29 (12%) eine Trikuspidalklappeninsuffizienz $\geq$ II°. Zur Analyse des Zusammenhangs zwischen TAPSE und dem Vorliegen einer

3. Ergebnisse

Trikuspidalklappeninsuffizienz wird der t-Test angewandt, welcher einen signifikanten Unterschied zwischen den Patientenkollektiven mit und ohne Trikuspidalklappeninsuffizienz ($\geq$II°) ergibt ($p < 0,0001$, siehe Abb. 3.6 a)).

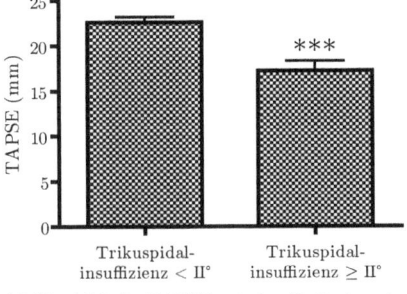 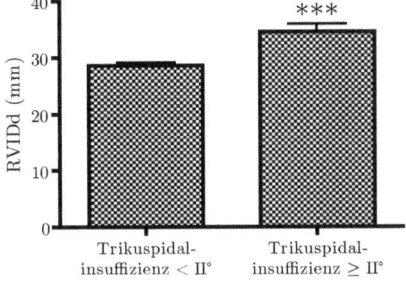

(a) Vergleich der TAPSE zwischen Patienten ohne ($n = 198$) und mit ($n = 29$) Trikuspidalklappeninsuffizienz; t-Test: $p < 0,0001(***)$.

(b) Vergleich des diastolischen, rechtsventrikulären Durchmessers (RVIDd) bei Patienten ohne ($n = 186$) und mit ($n = 28$) Trikuspidalklappeninsuffizienz; t-Test: $p < 0,0001(***)$.

Abb. 3.6: Zusammenhang zwischen TAPSE, rechtsventrikulärem Durchmesser und Trikuspidalklappeninsuffizienz.

Die univariate Analyse zeigt, dass eine negative Korrelation zwischen dem Vorliegen einer Trikuspidalklappeninsuffizienz und der TAPSE besteht($p = 0,002$; siehe Tab. 7.3 im Anhang). Bei Vorliegen einer Insuffizienz ist die TAPSE durchschnittlich 4,4 mm kleiner. Abb. 3.6 b) liefert eine mögliche Erklärung für diesen Zusammenhang: Patienten mit Trikuspidalklappeninsuffizienz haben einen größeren rechten Ventrikel als Patienten ohne Trikuspidalklappeninsuffizienz (t-Test: $p < 0,0001$). Es könnte sich also bei vielen Patienten um eine sekundäre Trikuspidalklappeninsuffizienz bei rechtsventrikulärer Dilatation mit herabgesetzter systolischer Funktion und deswegen gleichzeitig verringerter TAPSE handeln.

Abb. 3.7 zeigt außerdem, dass bei Patienten mit Trikuspidalklappeninsuffizienz durchschnittlich ein höherer pulmonalarterieller Druck vorliegt als bei Patienten ohne Trikuspidalklappeninsuffizienz.

3. Ergebnisse

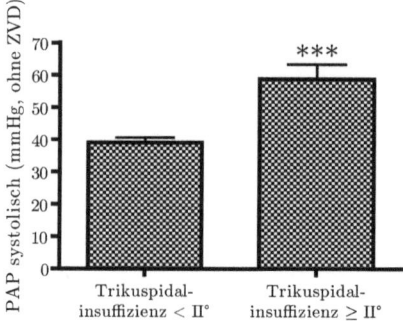

Abb. 3.7: Vergleich des pulmonalarteriellen Druckes (PAP) bei Patienten ohne ($n = 170$) und mit ($n = 29$) Trikuspidalklappeninsuffizienz; t-Test: $p < 0,0001(***)$.

Bei der Trikuspidalklappeninsuffizienz handelt es sich um eine Variable, die die TAPSE unabhängig von anderen Variablen beeinflusst (Kollinearitätsstatistik: Toleranz $> 0,4$; siehe Tab. 7.18 im Anhang).

3.1.2 TAPSE und Echoparameter des linken Ventrikels

Der übliche Parameter zur Beurteilung der linksventrikulären Funktion, die Ejektionsfraktion nach Simpson, zeigt eine erkennbare Korrelation mit der TAPSE: Abb. 3.8 veranschaulicht, dass mit zunehmender Ejektionsfraktion auch die TAPSE steigt (lineare Regression: $r^2 = 0,19$; $p < 0,0001$).

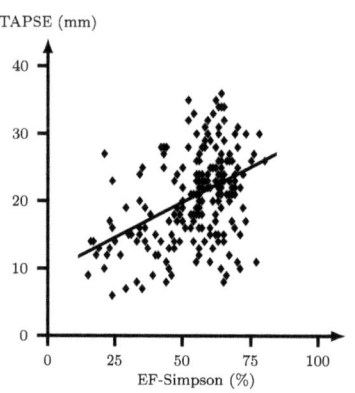

Abb. 3.8: Lineare Regression: TAPSE versus Ejektionsfraktion nach Simpson (EF); $n = 229$; $r^2 = 0,19$; slope$= 0,21$; $p < 0,0001$.

3. Ergebnisse

Zwischen dem linksventrikulären, diastolischen Durchmesser (LVIDd) und der TAPSE lässt sich nach Berechnung der linearen Regression kein Zusammenhang erkennen ($p = 0,1$). Die für den linksventrikulären Durchmesser in der Systole (LVIDs) und TAPSE berechnete lineare Regression deutet mit $r^2 = 0,11$ ($p < 0,01$, siehe Abb. 3.9 a)) auf eine schwache Korrelation zwischen beiden Parametern.

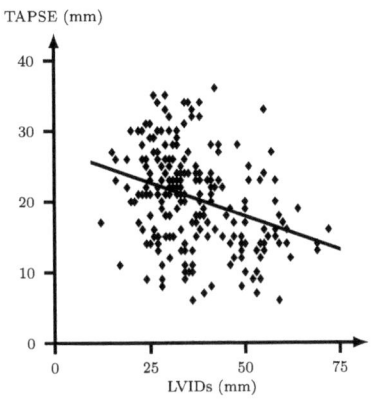
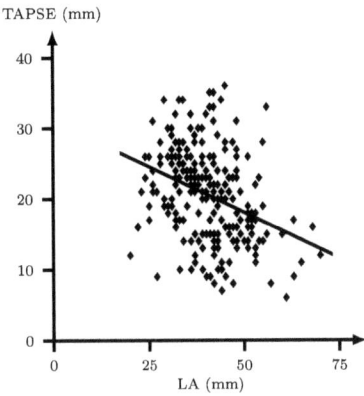

(a) Lineare Regression: TAPSE versus LVIDs; $n = 238$; $r^2 = 0,11$; slope$= -0,19$; $p < 0,0001$.

(b) Lineare Regression: TAPSE versus LA; $n = 238$; $r^2 = 0,12$; slope$= -0,26$; $p < 0,0001$.

Abb. 3.9: Lineare Regression: TAPSE versus LVIDs und LA.

Eine Korrelation gleichen Betrages findet sich zwischen dem Durchmesser des linken Vorhofes (LA) und der TAPSE (siehe Abb. 3.9 b)).
Der diastolische Durchmesser des Ventrikelseptums (IVSd) sowie der systolische Durchmesser des Ventrikelseptums (IVSs) weisen in der linearen Regression beide keinen signifikanten Zusammenhang mit der TAPSE auf. Ebenso kann keine Korrelation zwischen dem mittels PW-Doppler gemessenen, früh-diastolischen Mitraleinstrom (PW-Mk-E) und der TAPSE festgestellt werden, der Zusammenhang zwischen spätdiastolischem Mitraleinstrom (PW-Mk-A) und der TAPSE ist nur sehr schwach ausgeprägt ($r^2 = 0,08$; $p < 0,01$).
Physiologischerweise hat der frühdiastolische Mitraleinstrom (PW-Mk-E) eine höhere Geschwindigkeit als der spätdiastolische Einstrom (PW-Mk-A). Durch Berechnung des Quotienten PW-Mk-E / PW-Mk-A lässt sich auf das Vorliegen einer diastolischen Dysfunktion schließen: Ist der Quotient < 1, ist von einer diastolischen Dysfunktion I° auszugehen (92), bei einem Quotienten > 1 handelt es sich entweder um eine gesunde diastolische Funktion oder um eine sogenannte „Pseudonormalisierung" (siehe Kapitel 4.3.2). Zwischen dem Quotienten PW-Mk-E/PW-Mk-A und der TAPSE ergibt sich keine signifikante Korrelation.

3. Ergebnisse

Die Messung der frühdiastolischen Auslenkungsgeschwindigkeit des Mitralklappenringes mittels Tissue Doppler erfolgt septal und lateral (TD-Mk-e, sept./lat.). Nur septal gemessen zeigt TD-Mk-e versus TAPSE in der linearen Regression einen Zusammenhang (siehe Abb. 3.10 a); $r^2 = 0,08$; $p < 0,01$), für TD-Mk-e lateral gemessen versus TAPSE ist die lineare Regression nicht signifikant.

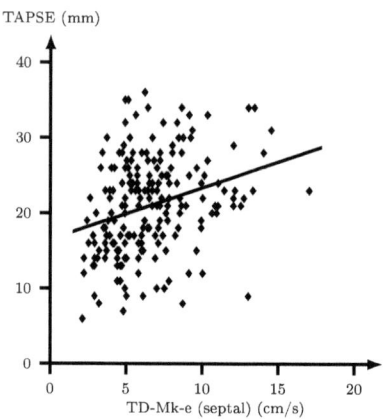 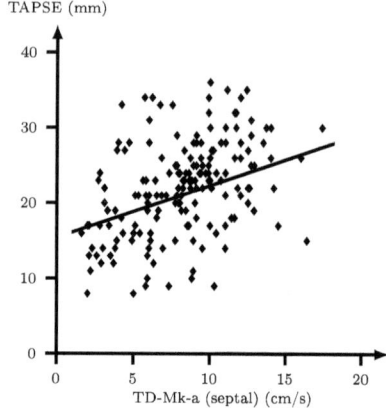

(a) Lineare Regression: TAPSE versus TD-Mk-e (septal); $n = 203$; $r^2 = 0,08$; slope= $0,69$; $p < 0,0001$.

(b) Lineare Regression: TAPSE versus TD-Mk-a (septal); $n = 174$; $r^2 = 0,17$; slope= $0,79$; $p < 0,0001$.

Abb. 3.10: Lineare Regression: TAPSE versus frühdiastolischer (TD-Mk-e) und spätdiastolischer (TD-Mk-a) Mitralklappenannulusgeschwindigkeit.

Die spätdiastolische Geschwindigkeit des Mitralklappenringes (TD-Mk-a) wird ebenso septal und lateral gemessen. Abb. 3.10 b) verdeutlicht, dass mit steigendem TD-Mk-a auch die TAPSE zunimmt. Dieser Zusammenhang ist zwischen TAPSE und TD-Mk-a septal gemessen stärker ausgeprägt als bei TAPSE versus TD-Mk-a lateral gemessen: Lineare Regression: $r^2 = 0,17$(TAPSE versus TD-Mk-a septal) und $r^2 = 0,08$ (TAPSE versus TD-Mk-a lateral), $p < 0,01$ in beiden Fällen.
Schließlich wird mit dem Quotienten PW-Mk-E/TD-Mk-e der linksventrikuläre enddiastolische Druck (LVEDP) näherungsweise abgeschätzt (96), wobei für TD-Mk-e der Mittelwert aus septaler und lateraler Messung eingesetzt wird. Die lineare Regression bildet eine schwache Korrelation zwischen TAPSE und LVEDP (siehe Abb. 3.11; $r^2 = 0,05$; $p = 0,004$) ab.

3. Ergebnisse

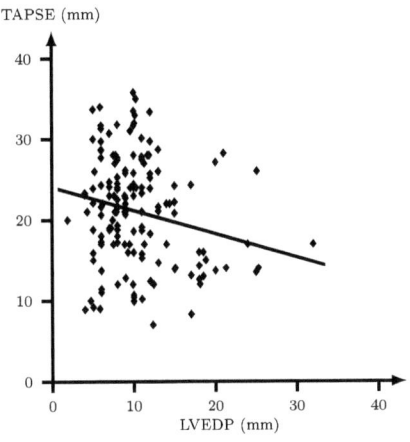

Abb. 3.11: Lineare Regression: TAPSE versus linksventrikulärem enddiastolischen Druck (LVEDP); $n = 181$; $r^2 = 0,05$; slope= $-0,29$; $p = 0,004$.

Wie schon bei der Trikuspidalklappe wird auch bei der Mitralklappe die systolische Auslenkungsgeschwindigkeit mit Hilfe des Tissue Dopplers septal und lateral des Mitralklappenannulus gemessen (TD-Mk-s). Bei Analyse der linearen Regression stellt sich heraus, dass die TAPSE mit TD-Mk-s, septal gemessen, positiv korreliert ist ($r^2 = 0,19$; $p < 0,0001$, siehe Abb.3.12 a)). Für die laterale Messung ergibt sich ein weitaus geringeres $r^2 = 0,06$ ($p = 0,0003$; siehe Abb. 3.12 b)).

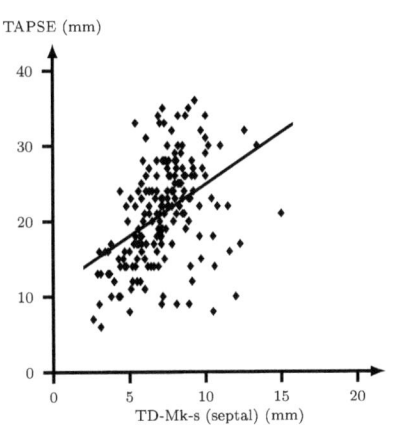 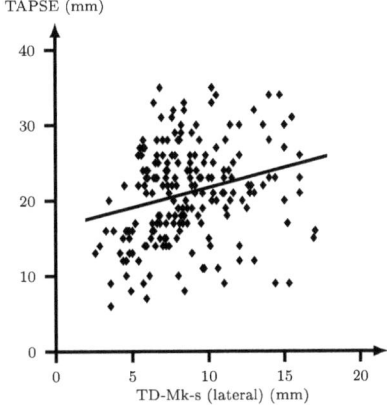

(a) **TAPSE** versus TD-Mk-s (septal); $r^2 = 0,19$; slope= $1,37$; $p < 0,0001$.

(b) **TAPSE** versus TD-Mk-s (lateral); $r^2 = 0,06$; slope= $0,53$; $p = 0,0003$.

Abb. 3.12: Lineare Regression: TAPSE versus TD-Mk-s.

3. Ergebnisse

Die Auswertung der TAPSE-Werte von Patienten mit und ohne Mitralklappeninsuffizienz demonstriert, dass Patienten mit Mitralklappeninsuffizienz ($\geq$II°) signifikant geringere TAPSE-Werte haben als Patienten ohne Mitralklappeninsuffizienz (siehe Abb. 3.13).

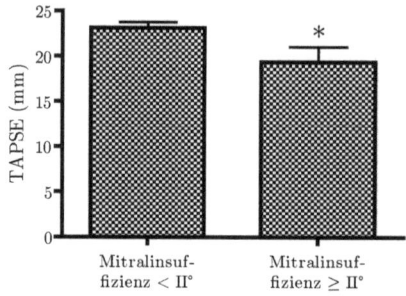

Abb. 3.13: Vergleich der TAPSE zwischen Patienten ohne ($n = 104$) und mit ($n = 18$) Mitralklappeninsuffizienz; t-Test: $p = 0,03(*)$.

Die univariate Analyse lässt eine negative Korrelation zwischen einer Mitralklappeninsuffizienz und der TAPSE erkennen ($p < 0,01$; siehe Tab. 7.4 im Anhang). Die Kollinearitätsstatistik ergibt, dass eine Mitralinsuffizienz die TAPSE unabhängig von anderen Variablen beeinflusst (siehe Tab. 7.18 im Anhang). Eine Mitralstenose, die durch die Erhöhung des Druckes im linken Vorhof eine pulmonale Hypertonie verursachen kann und somit das Risiko einer rechtsventrikulären Dysfunktion erhöht (18), liegt nur bei 4 der 163 Patienten vor, so dass sich leider keine verallgemeinerungsfähigen Aussagen bezüglich des Verhältnisses zwischen TAPSE und Mitralstenose treffen lassen.

3.2 TAPSE in den klinischen Studiengruppen

Von den 245 untersuchten Patienten sind bei 163 Patienten (93 männlich, 70 weiblich) die Akten bezüglich Anamnese, bekannter Diagnosen, Medikation, EKG und ggf. Herzkatheter und Lungenfunktionsbefund vollständig und die erhobenen Diagnosen lassen außerdem eine Zuordnung zu den in „Material und Methoden" erwähnten Studiengruppen zu (Patienten mit Diagnosen, die zu keiner der Studiengruppen passen, werden ausgeschlossen): Die Gruppe mit gesunden Kontrollpatienten umfasst 19 Patienten, die KHK-Gruppe 52, es werden 25 Patienten mit ischämischer Kardiomyopathie (ICMP) eingeschlossen, 13 mit dilatativer Kardiomyopathie (DCM), 37 mit Vorhofflimmern (VHF, 5 Patienten mit idiopathischem, 32 Patienten mit sekundärem VHF bei vorbestehender Herzerkrankung), 32 mit COPD (Mittelwert FEV1: 39% der VC; Standardabweichung: 15,8%), 12 Patienten mit Lungenarterienembolie (LAE) sowie 42 mit pulmonalarteriellem Hypertonus (PAH). Bei einigen Patienten liegen mehrere Erkrankungen gleichzeitig vor, so dass diese Patienten mehreren Gruppen zugeordnet werden müssen. Die Kontrollgruppe wird für die folgende Auswertung als Refe-

3. Ergebnisse

renzgruppe gewählt, ihre echokardiographischen Daten sind in Tab. 7.17 im Anhang zusammengestellt.

n (Anzahl der eingeschlossenen Studienteilnehmer)	163
Alter (Jahre)	65,4 (SD= 16,2)
weiblich	70 (43%)
männlich	93 (57%)
Diabetes mell.	35 (21%)
art. Hypertonus	135 (83%)
Hyperlipoproteinämie	83 (51%)
Nikotin	46 (28%)
Ruhe- oder Belastungsdyspnoe	95 (58%)
Sinusrhythmus	117 (72%)
1-Gefäß-KHK	15 (9%)
2-Gefäß-KHK	12 (7%)
3-Gefäß-KHK	19 (12%)

Tab. 3.1: Allgemeine Daten der Patienten mit Akten; n=163 Patienten.

Das durchschnittliche Alter der Patienten mit vollständigen Akten beträgt 65,4 (SD= 16,2) Jahre. In der Kontrollgruppe findet sich ein niedrigerer Altersdurchschnitt von 37,9 Jahren, wobei die Standardabweichung von 16,6 Jahren eine große Streubreite anzeigt. 135 Patienten haben einen arteriellen Hypertonus, bei 83 liegt eine Hyperlipidämie vor. 46 Patienten rauchen und 35 haben einen insulinpflichtigen Diabetes mellitus. 95 Patienten leiden zum Zeitpunkt der Untersuchung unter Ruhe- oder Belastungsdyspnoe. 37 Patienten geben Angina pectoris - Beschwerden an. In der körperlichen Untersuchung zeigen sich bei 27 Patienten Unterschenkel- und/oder Knöchelödeme. Bei 117 liegt am Tag der echokardiographischen Untersuchung ein Sinusrhythmus vor (siehe Tab. 3.1).
In der Kontrollgruppe beträgt der durchschnittliche TAPSE-Wert 25,5±4,2(siehe Tab. 7.17 im Anhang). Nach Messung der TAPSE in den übrigen Studiengruppen findet man die in Abb. 3.14 a) gezeigte Verteilung vor.

3. Ergebnisse

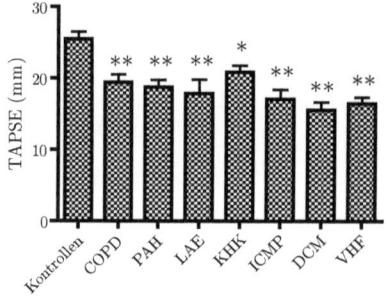
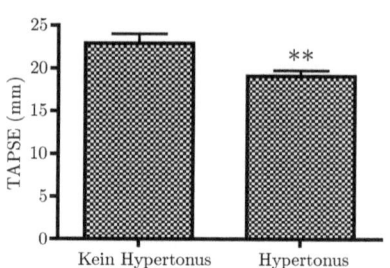

(a) TAPSE in den Studiengruppen; Dunnett's Multiple Comparison Test: Studiengruppe unterscheidet sich mit einer Signifikanz von $p < 0,05(*)$ bzw. $p < 0,01(**)$ von der Kontrollgruppe.

(b) TAPSE bei Patienten ohne ($n = 28$)und mit ($n = 135$) arteriellem Hypertonus; t-Test: $p < 0,01(**)$.

Abb. 3.14: TAPSE: Unterteilung nach Studiengruppen und Zusammenhang zwischen TAPSE und Hypertonus.

Im Rahmen der Analyse der kardiovaskulären Risikofaktoren offenbart der t-Test zum Vergleich der TAPSE-Mittelwerte einen signifikanten Unterschied zwischen der Patientengruppe ohne ($n = 28$) arteriellen Hypertonus und den Patienten mit ($n = 135$) Hypertonus ($p < 0,01$, siehe Abb. 3.14 b)). Die Berechnung der linearen Regression ergibt, dass die TAPSE negativ mit einem arteriellen Hypertonus korreliert ($p < 0,01$; siehe Tab. 7.6 im Anhang). Beim Vergleich der TAPSE-Werte bei Patienten mit oder ohne Statineinnahme kann in der linearen Regression kein signifikanter Zusammenhang festgestellt werden ($p = 0,26$, siehe Tab. 7.7 im Anhang) und es lässt sich auch kein signifikanter Zusammenhang zwischen TAPSE und Nikotinabusus oder der Erkrankung an Diabetes mellitus (siehe Tab. 7.8 und Tab. 7.9 im Anhang) nachweisen.

3.2.1 TAPSE und Dyspnoe, Beinödeme und Angina pectoris

Patienten, die unter Dyspnoe leiden ($n = 95$), also einen wichtigen klinischen Parameter einer rechtsventrikulären Dysfunktion aufweisen, haben signifikant häufiger eine kleinere TAPSE als Patienten ohne ($n = 68$) Dyspnoe (t-Test: $p < 0,0001$, siehe Abb. 3.15 a)).

3. Ergebnisse

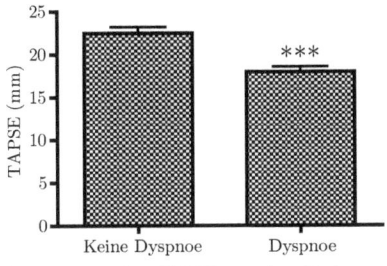
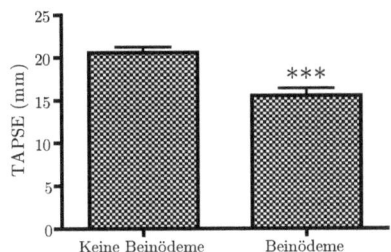

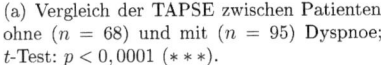

(a) Vergleich der TAPSE zwischen Patienten ohne ($n = 68$) und mit ($n = 95$) Dyspnoe; t-Test: $p < 0,0001$ ($***$).

(b) Vergleich der TAPSE zwischen Patienten ohne ($n = 136$) und mit ($n = 27$) Beinödemen; t-Test: $p = 0,0003$ ($***$).

Abb. 3.15: Klinische Zeichen der Herzinsuffizienz.

In der univariaten Analyse ist die Dyspnoe negativ korreliert mit der TAPSE ($p < 0,001$; siehe Tab. 7.10 im Anhang). Die Kollinearitätsstatistik (siehe Tab. 7.18 im Anhang) demonstriert, dass es sich bei der Dyspnoe um eine Variable handelt, die die TAPSE unabhängig von anderen Variablen beeinflusst (Toleranz>0,4). Bei fast allen Patienten mit Dyspnoe wird der Sauerstoff- und Kohlendioxidpartialdruck im kapillären Blut gemessen. Dann werden die TAPSE-Mittelwerte bei Patienten ohne respiratorische Insuffizienz (O_2-Partialdruck > 72 mmHg; $n = 24$, Mittelwert O_2-Partialdruck$= 84 \pm 14$ mmHg), mit respiratorischer Partialinsuffizienz (O_2-Partialdruck < 72 mmHg, $n = 52$, Mittelwert O_2-Partialdruck$= 58 \pm 10$ mmHg) und mit respiratorischer Globalinsuffizienz (O_2-Partialdruck < 72 mmHg und CO_2-Partialdruck > 43 mmHg [bei Frauen] oder > 46 mmHg [bei Männern]; $n = 11$, Mittelwert O_2-Partialdruck$= 58 \pm 16$ mmHg, Mittelwert CO_2-Partialdruck$= 53 \pm 10$ mmHg) mittels Analysis of Variance (ANOVA) miteinander verglichen. Es lässt sich kein signifikanter Unterschied (ANOVA: $p = 0,46$) zwischen den TAPSE-Werten der unterschiedlichen Gruppen feststellen.

Desweiteren wird bei allen Patienten das Vorhandensein von Beinödemen (Unterschenkel- oder Knöchelödeme) überprüft. Bei diesem klinischen Parameter lässt sich ein Zusammenhang mit der TAPSE erkennen: Patienten mit Beinödemen ($n = 27$) haben durchschnittlich eine niedrigere TAPSE als Patienten ohne ($n = 136$) Beinödeme (t-Test: $p=0,0003$, siehe Abb. 3.15 b) und Tab. 7.11 im Anhang). Mit Hilfe der Kollinearitätsstatistik (siehe Tab. 7.18 im Anhang) kann festgestellt werden, dass das Vorhandensein von Beinödemen die TAPSE unabhängig von anderen Parametern beeinflusst.

Alle Patienten werden befragt, ob zur Zeit eine Angina pectoris (AP) vorliegt. Beim Vergleich des Kollektivs ohne AP-Symptomatik ($n = 126$) mit den Patienten mit AP-Beschwerden ($n = 37$) können keine signifikanten Unterschiede bezüglich der TAPSE ermittelt werden (t-Test: $p = 0,23$).

3.2.2 TAPSE und EKG-Parameter der rechtsventrikulären Belastung

Zunächst wird jedes EKG auf das Vorliegen eines Sinusrhythmuses (SR) untersucht: Bei 117 Patienten kann ein Sinusrhythmus festgestellt werden (siehe Tab. 3.1). Beim Vergleich der TAPSE bei Patienten mit oder ohne Sinusrhythmus ist der t-Test signifikant ($p < 0,0001$, siehe Abb. 3.16).

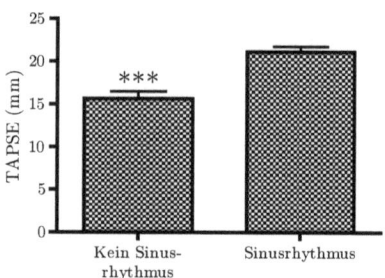

Abb. 3.16: Vergleich der TAPSE zwischen Patienten ohne ($n = 46$) und mit ($n = 117$) Sinusrhythmus; t-Test: $p < 0,0001 (***)$.

Die univariate Analyse deutet auf eine positive Korrelation: Patienten mit SR haben eine höhere TAPSE als Patienten ohne SR ($p < 0,01$; siehe Tab. 7.12 im Anhang). Die Kollinearitätsstatistik (siehe Tab. 7.18 im Anhang) zeigt, dass es sich beim Sinusrhythmus um eine Variable handelt, die die TAPSE unabhängig von anderen Variablen beeinflusst (Toleranz $> 0,4$).

Als EKG-Parameter einer rechtsventrikulären Belastung (wobei zu bedenken ist, dass nur bei 50% der Patienten mit Rechtsherzbelastung Veränderungen im EKG vorhanden sind (39)) verwenden wir das Auftreten eines Rechtsschenkelblockes sowie den Sokolow-Index für Rechtsherzhypertrophie. Beim Vergleich der TAPSE zwischen den Patienten mit Rechtsschenkelblock ($n = 19$) und den Patienten ohne Rechtsschenkelblock ($n = 144$) ergibt sich im t-Test kein signifikanter Unterschied ($p = 0,4$). Werden hingegen alle Patienten mit Zeichen einer Reizleitungsstörung, d.h. Patienten mit Rechtsschenkelblock, Linksschenkelblock oder linksanteriorem Hemiblock (insgesamt: $n = 45$) mit Patienten ohne Blockbild im EKG ($n = 118$) verglichen, kann im t-Test ein signifikanter Unterschied festgestellt werden ($p = 0,007$; siehe Abb. 3.17 a)).

3. Ergebnisse

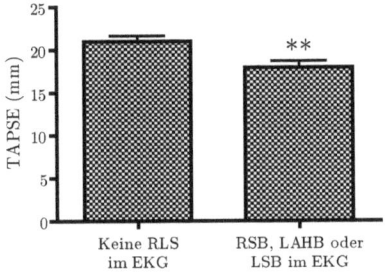
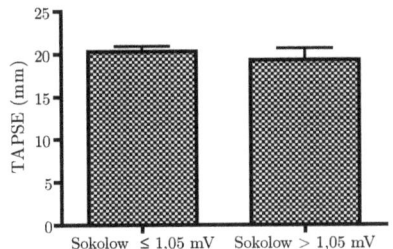
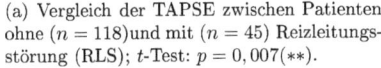

(a) Vergleich der TAPSE zwischen Patienten ohne ($n = 118$) und mit ($n = 45$) Reizleitungsstörung (RLS); t-Test: $p = 0,007 (**)$.

(b) Vergleich der TAPSE zwischen Patienten mit ($n = 15$) und ohne ($n = 148$) positiven Sokolow-Index; t-Test: $p = 0,58$.

Abb. 3.17: EKG-Parameter einer rechtsventrikulären Belastung.

Die lineare Regression zeigt, dass das Vorliegen einer Reizleitungsstörung im EKG negativ mit der Größe der TAPSE korreliert ist (siehe Tab. 7.13 im Anhang). Die Kollinearitätsstatistik zeigt außerdem, dass der Parameter Reizleitungsstörung die TAPSE unabhängig von anderen Parametern beeinflusst (siehe Tab. 7.18 im Anhang). Der Sokolow-Index für Rechtsherzhypertrophie gilt als positiv und damit auf eine Rechtsherzbelastung hindeutend, wenn die Summe aus der Amplitude der R-Zacke in der Brustwandableitung V2 und der S-Zacke in V5 größer ist als $1,05$ mV. Patienten, bei denen der Sokolow-Index positiv ist ($n = 15$), unterscheiden sich bezüglich ihrer TAPSE-Werte nicht signifikant von Patienten ohne ($n = 148$) positiven Sokolow-Index (t-Test: $p = 0,58$, siehe Abb. 3.17 b)).

3.2.3 TAPSE und Echoparameter in den Studiengruppen

Der Vergleich des diastolischen Durchmessers des rechten Ventrikels zwischen den verschiedenen Studiengruppen demonstriert, dass die Kontrollgruppe ($n = 19$) den kleinsten Wert hat, bei den übrigen Gruppen ist RVIDd größer (siehe Abb. 3.18a)).

3. Ergebnisse

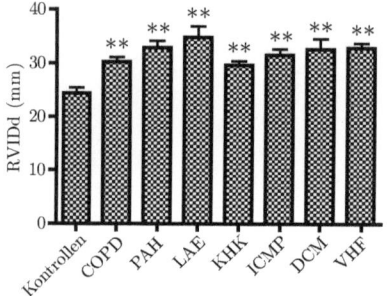 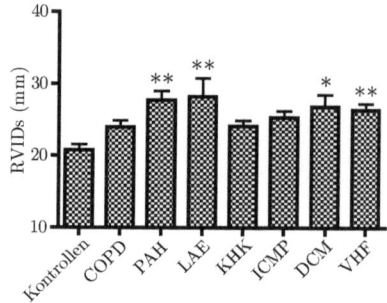

(a) RVIDd in den Studiengruppen; Dunnett's Multiple Comparison Test: Studiengruppe unterscheidet sich mit einer Signifikanz von $p < 0,05(*)$ bzw. $p < 0,01(**)$ von der Kontrollgruppe.

(b) RVIDs in den Studiengruppen; Dunnett's Multiple Comparison Test: Studiengruppe unterscheidet sich mit einer Signifikanz von $p < 0,05(*)$ bzw. $p < 0,01(**)$ von der Kontrollgruppe.

Abb. 3.18: RVIDd und RVIDs in den Studiengruppen.

Dunnett's Multiple Comparison Test ergibt, dass sich alle Gruppen signifikant von der Kontrollgruppe unterscheiden. Es wurde bereits erwähnt, dass die lineare Regression TAPSE versus RVIDd einen eher schwachen Zusammenhang bietet. Berechnet man die lineare Regression nur für Kontrollen und Patienten mit Lungenarterienembolie (als Beispiel für eine akute RV-Dilatation; $n = 12$), ergibt sich eine weitaus stärkere Korrelation von $r^2 = 0,31$ ($p < 0,0001$; siehe Abb. 3.19a)).

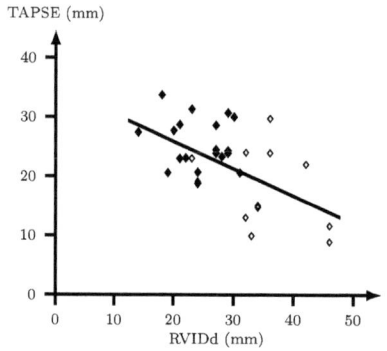 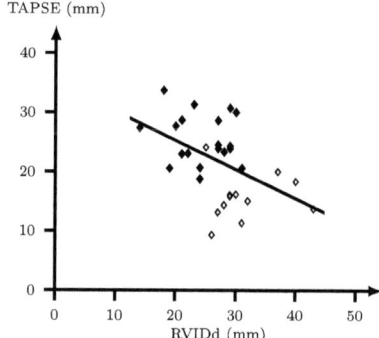

(a) Kontrollen (♦; $n = 19$) und LAE-Patienten (◊; $n = 12$); $r^2 = 0,31$; slope= $-0,46$; $p = 0,0012$.

(b) Kontrollen (♦; $n = 19$) und DCM-Patienten (◊; $n = 13$); $r^2 = 0,23$; slope= $-0,49$; $p = 0,007$.

Abb. 3.19: Lineare Regression: TAPSE versus RVIDd; Kontrollen versus DCM- und LAE-Patienten.

3. Ergebnisse

Ferner ist bei vielen Patienten mit dilatativer Kardiomyopathie eine chronische Rechtsherzdilatation anzunehmen. Hier zeigt die lineare Regression von Kontrollen ($n = 19$) und DCM-Patienten ($n = 13$) eine etwas schwächere Korrelation als bei Kontrollen und LAE-Patienten, die aber mit $r^2 = 0,23$ ($p < 0,007$) noch über der Korrelation im Gesamtkollektiv liegt (siehe Abb. 3.19b)).

Auch bezüglich des systolischen rechtsventrikulären Durchmessers (RVIDs) hat die Kontrollgruppe den kleinsten Wert und die LAE-Patienten den größten, aber Dunnett's Test offenbart, dass nur signifikante Unterschiede zwischen Kontrollgruppe versus PAH-, LAE-, DCM- und VHF-Patienten bestehen (siehe Abb. 3.18b)).

TD-Tk-s, also die mittels Gewebedoppler gemessene Auslenkungsgeschwindigkeit des Trikuspidalklappenringes in der Systole, ist bei den Patienten mit COPD ($n = 32$) am größten, knapp dahinter liegt der Mittelwert der Kontrollgruppe ($n = 19$; siehe Abb. 3.20a)).

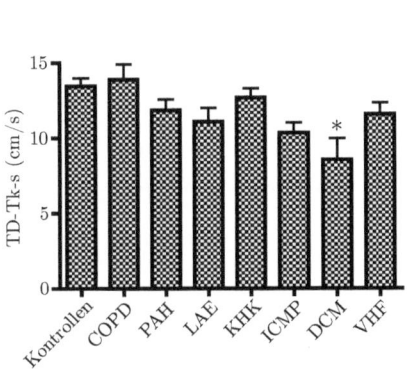
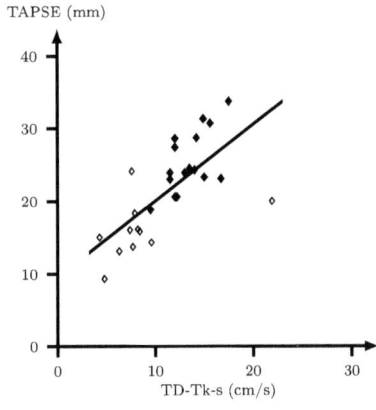

(a) TD-Tk-s in den Studiengruppen; Dunnett's Multiple Comparison Test: Studiengruppe unterscheidet sich mit einer Signifikanz von $p < 0,05(*)$ von der Kontrollgruppe.

(b) Lineare Regression: Kontrollen (♦; $n = 19$) und DCM-Patienten (◊; $n = 13$); $r^2 = 0,49$; slope= $1,05$; $p < 0,0001$.

Abb. 3.20: Systolische Auslenkungsgeschwindigkeit des Trikuspidalklappenringes (TD-Tk-s).

Bei den DCM-Patienten ist TD-Tk-s am kleinsten, und auch nur im Vergleich mit dieser Gruppe zeigt Dunnett's Test einen signifikanten Unterschied ($p < 0,05$). Wie bereits oben erwähnt, ergibt die lineare Regression TAPSE versus TD-Tk-s $r^2 = 0,42$ ($p < 0,0001$), die nur auf Kontrollen und DCM-Patienten beschränkte lineare Regression zeigt ein noch etwas höheres $r^2 = 0,49$ ($p < 0,0001$; siehe Abb. 3.20b)).
Die Messung des pulmonalarteriellen Druckes zeigt, dass, den Erwartungen entsprechend, die Gruppen mit PAH-, COPD- und LAE-Patienten die höchsten Werte haben

3. Ergebnisse

(siehe Abb. 3.21a)).
Alle Studiengruppen, ausgenommen die DCM-Gruppe, unterscheiden sich signifikant von der Kontrollgruppe. Die auf das Gesamtkollektiv bezogene lineare Regression TAPSE versus PAP zeigt einen eher schwachen Zusammenhang ($r^2 = 0,09$, siehe Kapitel 3.1.1). Die lediglich für Kontrollen und PAH-Patienten ($n = 42$) berechnete lineare Regression ergibt einen etwas stärkeren Zusammenhang ($r^2 = 0,26$; $p < 0,0001$; siehe Abb. 3.21b)).

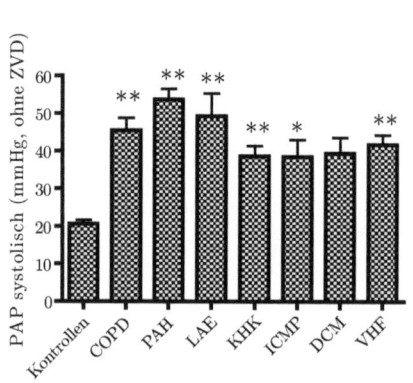

(a) PAP in den Studiengruppen; Dunnett's Multiple Comparison Test: Studiengruppe unterscheidet sich mit einer Signifikanz von $p < 0,05(*)$ bzw. $p < 0,01(**)$ von der Kontrollgruppe.

(b) Lineare Regression: Kontrollen (♦; $n = 19$) und PAH-Patienten (◊; $n = 42$); $r^2 = 0,26$; slope$= -1,61$; $p < 0,0001$.

Abb. 3.21: Pulmonalarterieller Druck (PAP).

Beim Vergleich des TEI - Indexes (myocardial performance index) zwischen den Studiengruppen hat die Kontrollgruppe den niedrigsten Wert (was die gute RV-Funktion der Kontrollpatienten unterstreicht (87)), die LAE-Patienten haben mit 0,35 den zweitbesten Wert. Aber nur beim Vergleich Kontrollgruppe ($n = 19$) versus DCM-Gruppe ($n = 13$) zeigt Dunnett's Test einen signifikanten Unterschied ($p < 0,01$).
Der übliche Parameter zur Beurteilung der linksventrikulären Funktion, die Ejektionsfraktion nach Simpson, ist in der Kontrollgruppe am größten. Dunnett's Test bildet einen Unterschied zwischen Kontrollen, der ICMP-Gruppe (siehe Abb. 3.22) und der DCM-Gruppe ab.

3. Ergebnisse

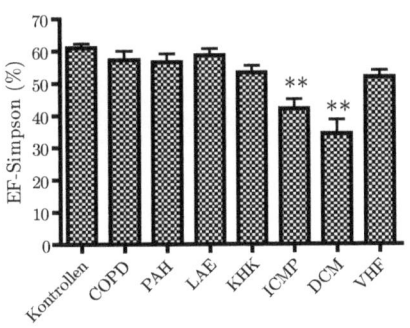

Abb. 3.22: EF in den Studiengruppen ($n = 163$); Dunnett's Multiple Comparison Test: Studiengruppe unterscheidet sich mit einer Signifikanz von $p < 0,01(**)$ von der Kontrollgruppe.

Die Messung des diastolischen Durchmessers des linken Ventrikels (LVIDd) zeigt bei der LAE-Gruppe den kleinsten, bei den Kontrollen den zweitkleinsten Mittelwert (siehe Abb. 3.23 a)).

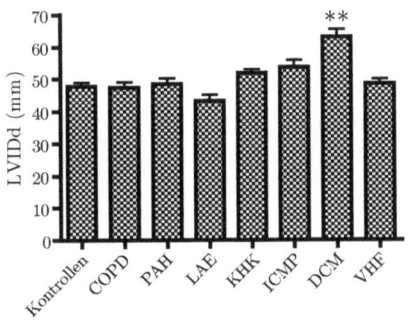

(a) LVIDd in den Studiengruppen; Dunnett's Multiple Comparison Test: Studiengruppe unterscheidet sich mit einer Signifikanz von $p < 0,01(**)$ von der Kontrollgruppe.

(b) LVIDs in den Studiengruppen; Dunnett's Multiple Comparison Test: Studiengruppe unterscheidet sich mit einer Signifikanz von $p < 0,01(**)$ von der Kontrollgruppe.

Abb. 3.23: Linksventrikulärer Durchmesser, diastolisch (LVIDd) und systolisch (LVIDs) gemessen.

Die DCM-Patienten haben durchschnittlich den größten LV-Durchmesser. Dunnett's Test ist nur für Kontrollen versus DCM signifikant. Der systolische Durchmesser des linken Ventrikels (LVIDs) ist in der Kontrollgruppe am kleinsten. Dunnett's Test bietet für Kontrollen versus DCM und ICMP signifikante Werte (siehe Abb. 3.23 b)).
Der linke Vorhof (LA) hat bei den Patienten der Kontrollgruppe den kleinsten Durchmesser. Dunnett's Test zeigt, dass sich alle Gruppen außer dem LAE- Kollektiv von der Kontrollgruppe unterscheiden (siehe Abb. 3.24 a)).

3. Ergebnisse

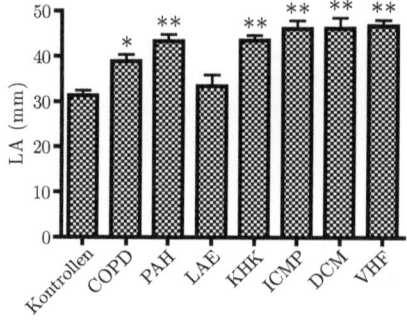
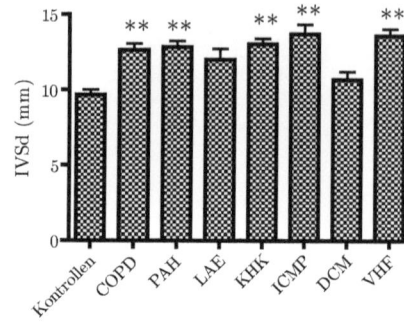

(a) LA in den Studiengruppen; Dunnett's Multiple Comparison Test: Studiengruppe unterscheidet sich mit einer Signifikanz von $p < 0,05(*)$ bzw. $p < 0,01(**)$ von der Kontrollgruppe.

(b) IVSd in den Studiengruppen; Dunnett's Multiple Comparison Test: Studiengruppe unterscheidet sich mit einer Signifikanz von $p < 0,01(**)$ von der Kontrollgruppe.

Abb. 3.24: Linksatrialer Durchmesser (LA) und diastolischer Durchmesser des Ventrikelseptums (IVSd).

Auch bezüglich des diastolischen Durchmessers des Ventrikelseptums (IVSd) hat das Kontrollkollektiv den niedrigsten Mittelwert (siehe Abb. 3.24 b)). ICMP-Patienten sowie VHF-Patienten haben die größten Werte, und auch die Werte der LAE-Patienten sind erstaunlich hoch. Für alle Patienten außer LAE- und DCM-Patienten ergibt Dunnett's Test signifikante Unterschiede zur Kontrollgruppe.

Beim Vergleich des systolischen Septumdurchmessers (IVSs) innerhalb der Studiengruppen bietet sich ein eher gleichförmiges Bild: Nur zwischen Kontrollen und Patienten mit KHK oder VHF zeigen sich signifikante Unterschiede (Dunnett's Test).

Die Untersuchung des früh-diastolischen Mitraleinstroms (E-Welle) mit Hilfe des PW-Dopplers (PW-Mk-E) ergibt bei den LAE Patienten den kleinsten Mittelwert (siehe Abb. 3.25 a)), aber Dunnett's Test offenbart keinen signifikanten Unterschied beim Vergleich der Kontrollgruppe mit den anderen Studiengruppen.

3. Ergebnisse

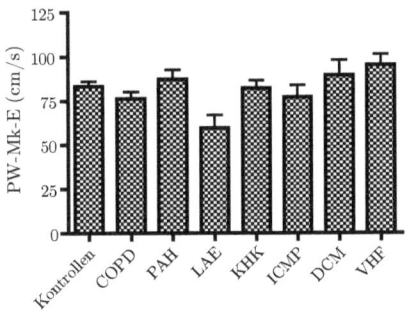
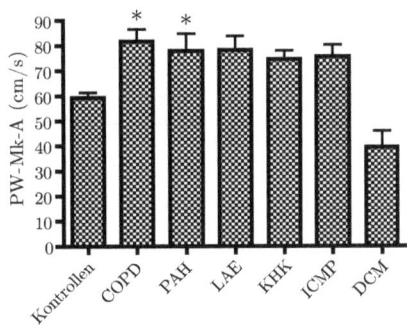
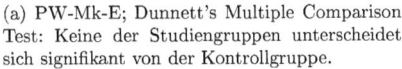

(a) PW-Mk-E; Dunnett's Multiple Comparison Test: Keine der Studiengruppen unterscheidet sich signifikant von der Kontrollgruppe.

(b) PW-Mk-A; Dunnett's Multiple Comparison Test: Studiengruppe unterscheidet sich mit einer Signifikanz von $p < 0,05(*)$ von der Kontrollgruppe.

Abb. 3.25: Die transmitrale Geschwindigkeit des Blutflusses in der E- und A-Welle (PW-Mk-E und PW-Mk-A) in den Studiengruppen.

Bezüglich des spät-diastolischen Mitraleinstroms (PW-Mk-A) unterscheiden sich COPD- und PAH-Patienten signifikant von der Kontrollgruppe. Auch die LAE-Patienten haben eine hohe A-Wellen-Geschwindigkeit, die sich aber nach Dunnett's Test nicht signifikant von der Kontrollgruppe unterscheidet (siehe Abb. 3.25 b)).

Die Messungen der Auslenkungsgeschwindigkeit des Mitralklappenringes mittels Tissue Doppler (TD-Mk) bringen folgende Ergebnisse: Die frühdiastolische Auslenkungsgeschwindigkeit (TD-Mk-e) ist in der Kontrollgruppe am höchsten und Dunnett's Test zeigt, dass sich alle Gruppen signifikant von der Kontrollgruppe unterscheiden (siehe Abb. 3.26 a)).

3. Ergebnisse

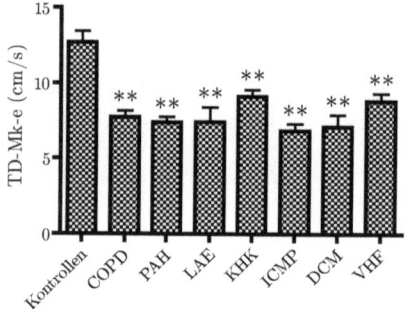
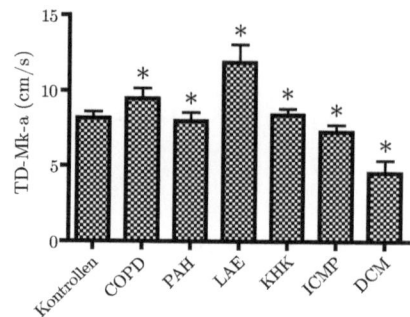

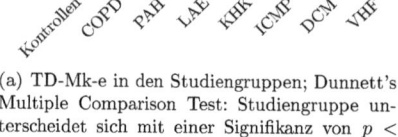

(a) TD-Mk-e in den Studiengruppen; Dunnett's Multiple Comparison Test: Studiengruppe unterscheidet sich mit einer Signifikanz von $p < 0{,}01(**)$ von der Kontrollgruppe.

(b) TD-Mk-a in den Studiengruppen; Dunnett's Multiple Comparison Test: Studiengruppe unterscheidet sich mit einer Signifikanz von $p < 0{,}05(*)$ von der Kontrollgruppe.

Abb. 3.26: Die Auslenkungsgeschwindigkeit des Mitralklappenringes in der frühen Diastole (TD-Mk-e).

Die Auslenkungsgeschwindigkeit des Mitralklappenringes in der späten Diastole (TD-Mk-a) ist bei den LAE-Patienten am höchsten und bei den DCM-Patienten am niedrigsten, und Dunnett's Test ist auch nur für Kontrollen versus LAE-Patienten und DCM-Patienten signifikant ($p < 0{,}05$, siehe Abb. 3.26 b)). In Bezug auf die TD-Mk-Werte findet sich für die LAE-Patienten insgesamt das gleiche Muster wie bei den transmitralen PW-Mk-Werten: Für e-Werte sind die Werte der LAE-Gruppe vergleichsweise klein, für a-Werte eher groß.

Die bereits oben beschriebene diastolische Dysfunktion (PW-Mk-E / PW-Mk-A) ist im Mittel nur für die LAE-Gruppe pathologisch (d.h. E/A< 1, siehe Abb. 3.27; in der DCM-Gruppe ist nur bei 6 Patienten PW-Mk-E und PW-Mk-A messbar, so dass diese Gruppe auf Grund der geringen Datenmenge nicht in diese Betrachtung eingeht), und auch Dunnett's Test ist nur für Kontrollgruppe versus LAE-Gruppe signifikant ($p < 0{,}05$).

3. Ergebnisse

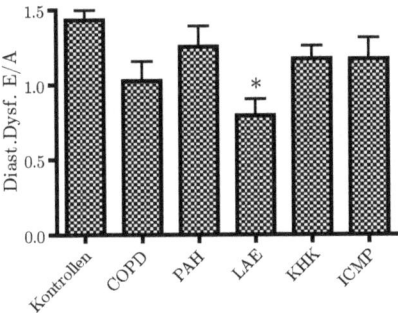

Abb. 3.27: Diastolische Dysfunktion (E/A) in den Studiengruppen; Dunnett's Multiple Comparison Test: Studiengruppe unterscheidet sich mit einer Signifikanz von $p < 0,05(*)$ von der Kontrollgruppe.

Ein Patient kann aber auch eine diastolische Dysfunktion haben, obwohl der Quotient PW-Mk-E / PW-Mk-A normal ist: Es kann eine „Pseudonormalisierung" der diastolischen Funktion vorliegen, bei der nur im Tissue - Doppler ein pathologisches Muster zu sehen ist: dort ist die e-Welle dann kleiner als die a-Welle, also TD-Mk-e/TD-Mk-a < 1. Um zu erkennen, wie viele Patienten eine Pseudonormalisierung haben, wird für alle Patienten, bei denen PW-Mk-E/PW-Mk-A > 1 ist, zusätzlich der Quotient TD-Mk-e/TD-Mk-a berechnet (siehe Abb. 3.28).

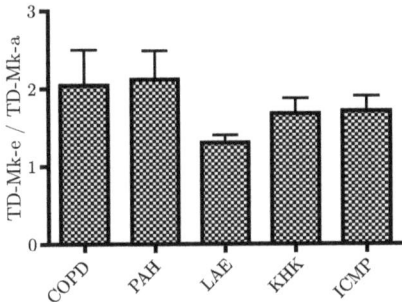

Abb. 3.28: Pseudonormalisierung (TD-Mk-e/TD-Mk-a) in den Studiengruppen; es wurden hierfür nur die Patienten eingeschlossen, bei denen keine diastolische Dysfunktion (d.h. also PW-Mk-E/PW-Mk-A > 1) vorlag.

Dieser Quotient ist im Durchschnitt in allen Studiengruppen über 1, d.h., es liegt auf den ersten Blick keine Pseudonormalisierung vor. Allerdings weisen einige Gruppen hohe Standardabweichungen auf (z.B. 1,3 in der PAH-Gruppe), so dass von einer relativ großen Streubreite der Werte auszugehen ist, und somit doch einige Patienten einen Quotienten < 1, also eine Pseudonormalisierung und somit eine diastolische Dysfunktion haben.

3. Ergebnisse

Schließlich wird mit dem Quotienten PW-Mk-E/TD-Mk-e der linksventrikuläre enddiastolische Druck (LVEDP) näherungsweise abgeschätzt ((96), siehe Abb. 3.29), wobei für TD-Mk-e der Mittelwert aus septaler und lateraler Messung eingesetzt wird.
Die Kontrollen haben den kleinsten Wert, die DCM-Patienten den größten. Für alle Gruppen, ausgenommen die LAE-Gruppe, zeigt der Vergleich mit der Kontrollgruppe (Dunnett's Test) einen signifikanten Unterschied ($p < 0,05$ für Kontrollen versus COPD, für die übrigen Gruppen gilt $p < 0,01$).

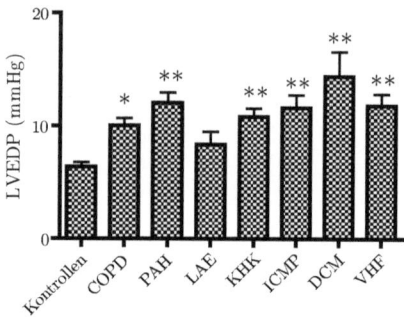

Abb. 3.29: LVEDP in den Studiengruppen; Dunnett's Multiple Comparison Test: Studiengruppe unterscheidet sich mit einer Signifikanz von $p < 0,05(*)$ bzw. $p < 0,01(**)$ von der Kontrollgruppe.

Die septal gemessene, systolische Auslenkungsgeschwindigkeit der Mitralklappe (TD-Mk-s, sept.) ist bei der LAE-Gruppe am größten und bei DCM-Patienten am kleinsten (siehe Abb. 3.30 a)), und Dunnett's Test ist nur für Kontrollen versus DCM signifikant ($p < 0,01$).

3. Ergebnisse

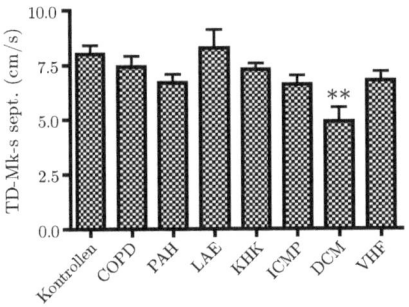
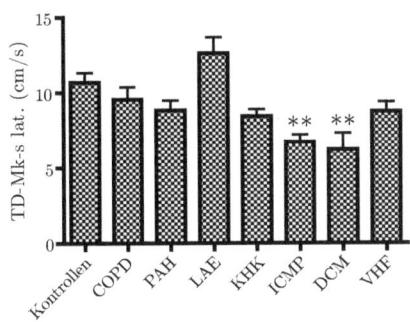

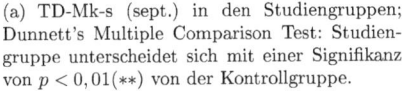

(a) TD-Mk-s (sept.) in den Studiengruppen; Dunnett's Multiple Comparison Test: Studiengruppe unterscheidet sich mit einer Signifikanz von $p < 0,01(**)$ von der Kontrollgruppe.

(b) TD-Mk-s (lat.) in den Studiengruppen; Dunnett's Multiple Comparison Test: Studiengruppe unterscheidet sich mit einer Signifikanz von $p < 0,01(**)$ von der Kontrollgruppe.

Abb. 3.30: Die systolische Auslenkungsgeschwindigkeit des Mitralklappenringes, septal (TD-Mk-s sept.) und lateral (TD-Mk-s lat.) gemessen.

Lateral gemessen ist ebenfalls bei den LAE-Patienten der größte Wert zu finden. Dunnett's Test ist für Kontrollen versus ICMP und DCM positiv (siehe Abb. 3.30 b)). Die Ergebnisse der Herzkatheteruntersuchungen ergeben zusammengefasst, dass die TAPSE mit einer Stenose ($\geq 50\%$) der rechten Kranzarterie (RCA) neagativ korreliert ist (siehe Abb. 3.31 und Tab. 7.14 im Anhang, $p = 0,03$), eine Stenose der linken Koronargefäße (R.interventricularis anterior = LAD oder R. circumflexus = LCX) korreliert hingegen nicht mit der TAPSE (siehe Tab. 7.15 und Tab. 7.16 im Anhang). Die Kollinearitätsstatistik (siehe Tab. 7.18 im Anhang) zeigt, dass es sich bei der RCA-Stenose um eine Variable handelt, die die TAPSE unabhängig von anderen Variablen beeinflusst (Toleranz $> 0,4$).

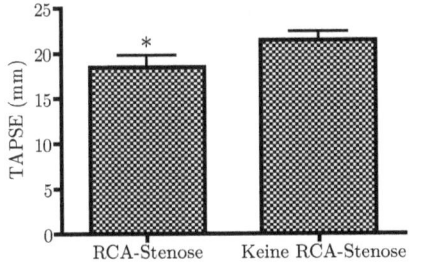

Abb. 3.31: Vergleich der TAPSE zwischen Patienten mit ($n = 29$) und ohne ($n = 25$) Stenose ($\geq 50\%$) der rechten Koronararterie (RCA); $p = 0,03(*)$.

3. Ergebnisse

3.3 TAPSE und Prognose

3.3.1 TAPSE und Überlebensrate

74 Patienten (20 Kontrollpatienten, 54 mit Hilfe der „Zufallsbereich-" Funktion von Microsoft Office Excel 2007 zufällig ausgewählte Patienten mit eingeschränkter TAPSE und/oder erhöhtem PAP) werden mittels Fragebogen nachverfolgt. Die durchschnittliche Follow-up-Zeit beträgt $11,9 \pm 4,6$ Monate. Von 68 Patienten (davon 37 weiblich und 31 männlich) erhalten wir Antwort, die 6 übrigen Patienten sind unbekannt verzogen und weder über die telefonische Auskunft noch über ihren Hausarzt, den sie bei ihrem letzten Aufenthalt im Universitätsklinikum Schleswig-Holstein angegeben hatten, zu erreichen (siehe Abb. 3.32).

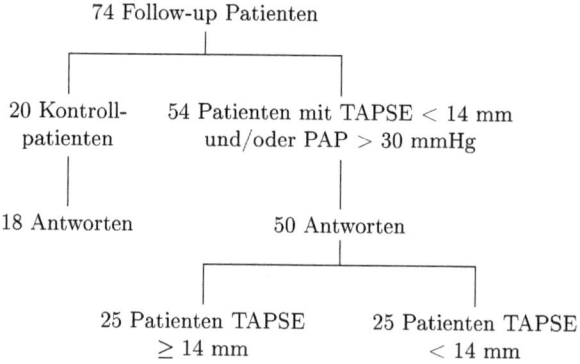

Abb. 3.32: Flussdiagramm Follow-up - Patienten.

26 Patienten haben einen systolischen pulmonalarteriellen Druck (PAP, ohne zentralen Venendruck), der niedriger oder gleich 30 mmHg ist, 42 Patienten weisen einen PAP über 30 mmHg auf. Nach 17 Monaten sind 20 der 68 Patienten verstorben: 5 der verstorbenen Patienten haben einen PAP, der kleiner oder gleich 30 mmHg ist, und bei 15 wird ein erhöhter PAP gemessen. Der Kaplan-Meier-Plot (siehe Abb. 3.33 a)) zeigt kaum einen nennenswerten Unterschied zwischen beiden Kurven.

3. Ergebnisse

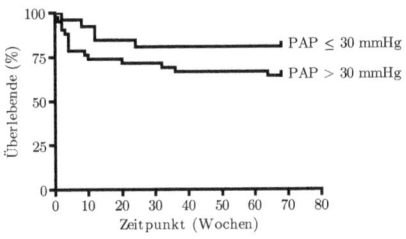
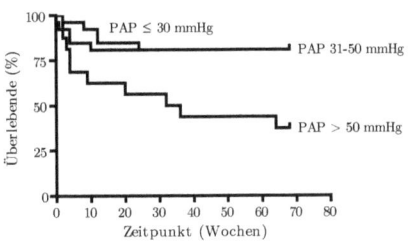

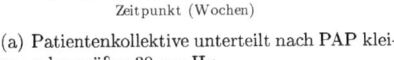

(a) Patientenkollektive unterteilt nach PAP kleiner oder größer 30 mmHg.

(b) 3 Studiengruppen: Patienten mit normalem, erhöhtem oder stark erhöhtem PAP.

Abb. 3.33: Kaplan-Meier-Plot zum Vergleich des PAP als Prognoseparameter.

Der Chi-Quadrat-Test bestätigt es: Die beiden Kurven unterscheiden sich nicht signifikant ($p = 0,14$). Wenn man hingegen die Gruppe der Patienten mit erhöhtem PAP nochmals in zwei Gruppen unterteilt - mäßig erhöhter PAP (31 – 50 mmHg) und stark erhöht (> 50 mmHg) - dann lassen sich hier Unterschiede zwischen den Gruppen erkennen (Abb. 3.33 b)) und der Chi-Quadrat-Test wird signifikant ($p = 0,004$).
Zum Zeitpunkt Null, also als Ausgangswert, liegt bei 43 der 68 Patienten eine TAPSE vor, die größer oder gleich dem in der Literatur (32), (27) angegebenen Normwert von 14 mm ist, dementsprechend liegen die übrigen 25 Patienten mit ihrer TAPSE unter 14 mm. Von den 20 Verstorbenen stammen 7 aus der Gruppe mit normaler TAPSE, 13 der Verstorbenen haben eine pathologische TAPSE (siehe Abb. 3.34 und Abb. 3.35).

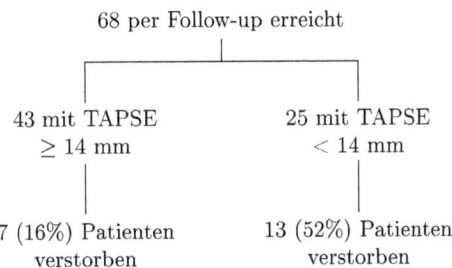

Abb. 3.34: Flussdiagramm Verstorbene in den Kollektiven.

3. Ergebnisse

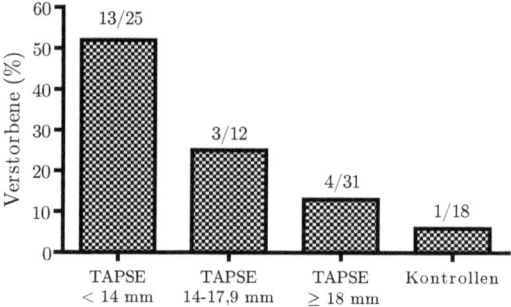

Abb. 3.35: Verstorbene in den einzelnen Subgruppen. Die Zahlen über den Säulen geben die absolute Zahl Verstorbener pro Gesamtzahl der Patienten in der jeweiligen Gruppe an. Die Patienten der Kontrollgruppe sind „doppelt" aufgeführt: Sowohl in der Gruppe der Patienten mit einer TAPSE $\geq$ 18 mm als auch mit einer separaten Säule ganz rechts.

Um herauszufinden, wie sensitiv TAPSE als Prognoseparameter ist und welcher TAPSE-Wert als Normwert (Cutoff) am sinnvollsten ist, wird eine Receiver-Operator Characteristic Curve (ROC) erstellt (siehe Abb. 3.36). Die Fläche unter der Kurve ist 0,94 ($p < 0,0001$).

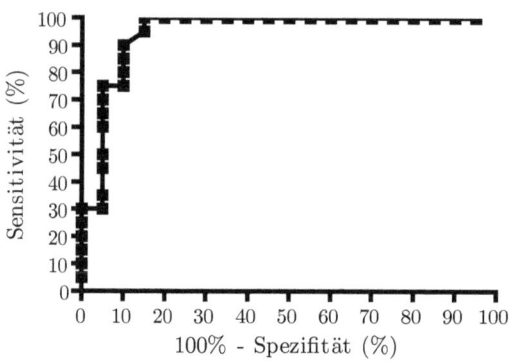

Abb. 3.36: ROC-Graphik zur Ermittlung der TAPSE-Sensitivität und -Spezifität.

Der zugehörigen Tab. 3.2 ist zu entnehmen, dass ein TAPSE-Wert von 18 mm am besten zwischen Gesunden und Kranken unterscheidet.

3. Ergebnisse

Cutoff	Sens. (%)	95% CI	Spez. (%)	95% CI	LR
> 13,7	100,0	83,2% bis 100,0%	60,0	36,1% bis 80,9%	2,5
> 14,1	100,0	83,2% bis 100,0%	65,0	40,8% bis 84,6%	2,9
> 15,1	100,0	83,2% bis 100,0%	70,0	45,7% bis 88,1%	3,3
> 16,6	100,0	83,2% bis 100,0%	75,0	50,9% bis 91,3%	4,0
> 17,7	100,0	83,2% bis 100,0%	80,0	56,3% bis 94,3%	5,0
> 18,2	100,0	83,2% bis 100,0%	85,0	62,1% bis 96,8%	6,7
> 19,3	95,0	75,1% bis 99,9%	85,0	62,1% bis 96,8%	6,3
> 20,4	90,0	68,3% bis 98,8%	90,0	68,3% bis 98,8%	9,0

Tab. 3.2: Sensitivität (Sens.) und Spezifität (Spez.) in Abhängigkeit vom Cutoff (Cutoff = TAPSE in mm; LR = Likelihood ratio).

Für einen TAPSE-Diskriminierungswert von 18 mm und 14 mm wird ein Kaplan-Meier-Plot erstellt (siehe Abb. 3.37). Der Chi-Quadrat-Test zeigt, dass sich sowohl die beiden Kurven, die sich auf einen Diskriminierungswert von 14 mm beziehen, voneinander unterscheiden ($p = 0,0011$), als auch die Kurven, die von 18 mm als Normwert ausgehen ($p = 0,0056$).

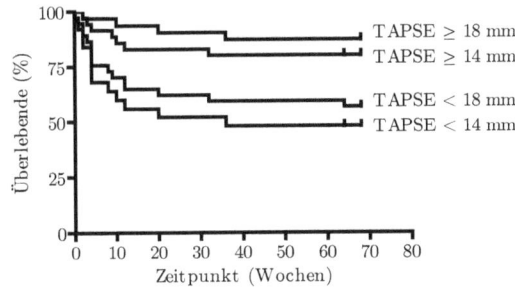

Abb. 3.37: Kaplan-Meier-Plot für einen Diskriminierungswert der TAPSE von 14 mm und 18 mm.

3.3.2 Von der TAPSE abgeleitete Parameter zur Prognosebestimmung

Um einen Überblick über die prognostische Wertigkeit der untersuchten Parameter zu geben, sind in Tab. 3.3 positiver prädiktiver Wert (Anzahl der Verstorbenen, bei denen der Echoparameter außerhalb des Normbereiches liegt, im Verhältnis zur Gesamtzahl der Patienten mit pathologischem Wert) und negativer prädiktiver Wert (Anteil der tatsächlich Überlebenden an allen Personen mit normwertigem Echoparameter) aller untersuchten Prognoseparameter aufgelistet. Welche Überlegungen den neuen, von der TAPSE abgeleiteten Parametern zu Grunde liegen, ist im Folgenden erläutert:

3. Ergebnisse

Parameter	Positiver prädiktiver Wert	Negativer prädiktiver Wert
TAPSE/HR	0,56	0,87
TT-TAPSE	0,5	0,75
V. cava	0,48	0,88
TAPSE-Slope	0,44	0,86
LVIDs	0,43	0,77
TAPSE	0,42	0,82
RVIDd	0,41	0,64
Atemvariabilität V. cava	0,42	0,85
TEI	0,38	0,82
EF-Simpson	0,35	0,77
TD-Mk-s	0,33	0,73
PAP	0,33	0,64
TD-Tk-s	0,31	0,8
LVIDd	0,18	0,82
RVIDs	0,14	0,7

Tab. 3.3: Positiver und negativer prädiktiver Wert der untersuchten Parameter.

Außer der TAPSE wird, wie im Kapitel „Material und Methoden" bereits beschrieben, bei jedem Patienten die Zeit vom Beginn der Bewegung der Trikuspidalklappe bis zur vollständigen Auslenkung (= Time-To-TAPSE = TT-TAPSE) gemessen. Es ist vorstellbar, dass ein rechter Ventrikel, dessen TAPSE im Normbereich liegt, der aber zur Verkürzung sehr viel Zeit benötigt, eine schlechtere Prognose hat als ein Ventrikel, der die gleiche Distanz in kürzerer Zeit überwindet. Außerdem wird der Quotient der Auslenkung der Trikuspidalklappe (also die TAPSE) durch die für die Auslenkung benötigte Zeit (TT-TAPSE) gemessen (TAPSE / TT-TAPSE = TAPSE-Slope). TAPSE-Slope spiegelt nicht nur die absolut zurückgelegte Distanz der Trikuspidalklappe wider, sondern zusätzlich die dafür benötigte Zeit, zusammengefasst die Geschwindigkeit der Trikuspidalklappe. Es besteht also eine Analogie zur bereits oben beschriebenen Messung der Auslenkungsgeschwindigkeit des Trikuspidalklappenringes TD-Tk-s, wobei zu beachten ist, dass es sich bei der Messung der TD-Tk-s um ein Tissue - Doppler - Verfahren handelt, die TAPSE-Slope hingegen im M-Mode gemessen wird. Die Berechnung der linearen Regression von TAPSE-Slope und TD-Tk-s zeigt dementsprechend auch einen signifikanten Zusammenhang zwischen beiden Parametern ($r^2 = 0,44; p < 0,0001$; siehe Abb. 3.38).

3. Ergebnisse

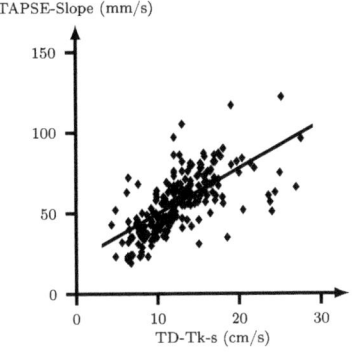

Abb. 3.38: Lineare Regression: TAPSE-Slope versus TD-Tk-s; $n = 226$; $r^2 = 0,44$; slope$= 2,82$; $p < 0,0001$.

Die Verteilung der abgeleiteten Parameter TT-TAPSE und TAPSE-Slope in den verschiedenen Studiengruppen ist Abb. 3.39 zu entnehmen.

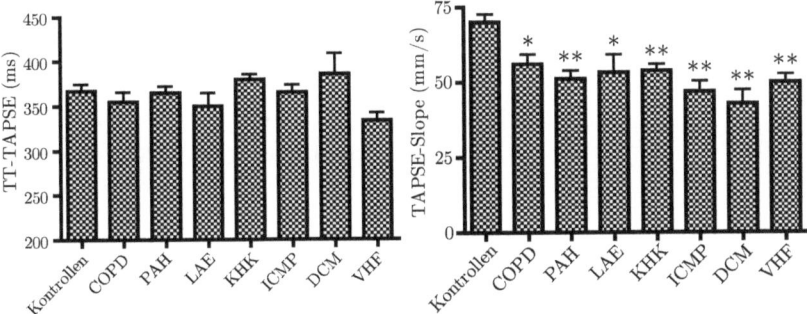

(a) Time-To-TAPSE (TT-TAPSE) in den Studiengruppen.

(b) TAPSE-Slope in den Studiengruppen; Dunnett's Multiple Comparison Test: Studiengruppe unterscheidet sich mit einer Signifikanz von $p < 0,05(*)$ bzw. $p < 0,01(**)$ von der Kontrollgruppe.

Abb. 3.39: Von der TAPSE abgeleitete Parameter TAPSE-Slope und Time-To-TAPSE in den Studiengruppen.

TT-TAPSE dauert durchschnittlich $363,5$ ms (SD $= 52,2$ ms, SEM $= 4,1$ ms). Es lässt sich kein signifikanter Unterschied zwischen Kontrollen und Studiengruppen feststellen. Durchschnittlich beträgt TAPSE-Slope $54,5$ mm/s, (SD $= 18,0$ mm/s, SD $= 1,4$ mm/s). Dunnett's Multiple Comparison Test zeigt signifikante Unterschiede zwischen Kontrollen und Studiengruppen, wobei hervorzuheben ist, dass die mittels TD gemessene Auslenkungsgeschwindigkeit des Trikuspidalklappenringes TD-Tk-s weniger gut zwischen Gesunden und Kranken unterscheidet (Vgl. Abb. 3.20 a) und Abb. 3.39 b)). Die für die Kontrollgruppe erhobenen Werte für TT-TAPSE und TAPSE-Slope werden jeweils gemittelt und mit Hilfe der Formel:

3. Ergebnisse

Normbereich=Mittelwert ±2∗ Standardabweichung

der Normbereich errechnet (Normbereich TT-TAPSE: 302,6 − 431,4 ms; Normbereich TAPSE-Slope: 47,2 − 92 mm/s). Dann wird jeweils für die Follow-up-Patienten, die innerhalb des Normbereichs liegen sowie für diejenigen, deren Werte außerhalb des Normbereichs liegen, ein Kaplan-Meier-Plot erstellt und mittels Chi-Quadrat-Test berechnet, inwieweit sich die Kurve der Patienten, die im Normbereich liegen, von der Kurve der Patienten mit Werten außerhalb des Normbereiches unterscheidet. Für beide Parameter ergibt sich im Chi-Quadrat-Test keine höhere Signifikanz als beim Vergleich der Kaplan-Meier-Plot-Kurven, die für die TAPSE erstellt worden sind.

Die TAPSE ist ein Parameter, der in der Systole gemessen wird. Da die diastolische Füllungszeit des rechten Ventrikels durch die Herzfrequenz bestimmt wird, wird, um einen Parameter der Diastole einzubeziehen, ein Quotient gebildet, der sich aus TAPSE und Herzfrequenz (TAPSE/Herzfrequenz) zusammensetzt - die zuvor erfolgte Berechnung der linearen Regression TAPSE versus Herzfrequenz deutet mit einem r^2 von 0,11 außerdem eine schwache Beziehung zwischen TAPSE und Herzfrequenz an (siehe Abb. 3.40).

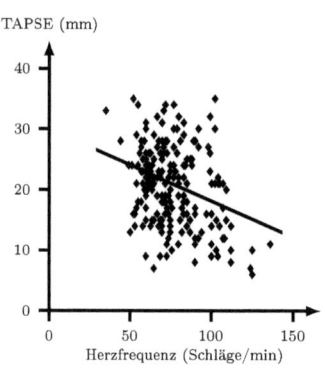

Abb. 3.40: Lineare Regression: TAPSE versus Herzfrequenz; $n = 205$; $r^2 = 0,11$; slope$= -0,12$; $p = 0,0001$.

Nach Bildung des Quotienten TAPSE/Herzfrequenz lässt sich eine interessante Beobachtung machen: Der Vergleich der beiden Kurven (Überlebenskurve der Patienten mit einem größeren Quotienten versus Patienten mit kleinem Quotienten) im Kaplan-Meier - Plot ergibt einen signifikanten p-Wert, der mit 0,0001 noch unter dem der TAPSE-Kurven liegt (siehe Abb. 3.41).

3. Ergebnisse

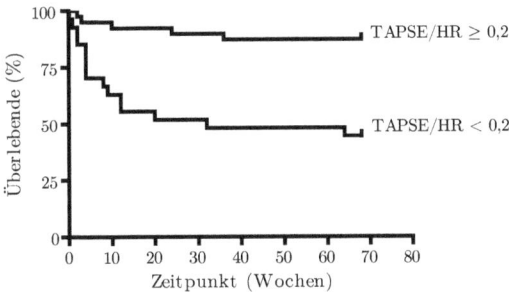

Abb. 3.41: Kaplan-Meier-Plot für den Parameter TAPSE / Herzfrequenz.

Der Normbereich liegt bei $0,2-0,6$ (Mittelwert der Kontrollgruppe $(=0,4)\pm 2*$SD(SD$= 0,1$)), 39 Patienten liegen im Normbereich und 27 haben einen Quotienten, der unter $0,2$ liegt, bei 5 Patienten liegt keine sichere Angabe zur Herzfrequenz vor. Möglicherweise handelt es sich bei dem Quotienten TAPSE/Herzfrequenz also um einen Parameter, der die Prognose genauer wiedergibt als die TAPSE alleine (siehe Abb. 3.42). Wie gut dieser Quotient tatsächlich ist, müsste in weiteren Studien geklärt werden.

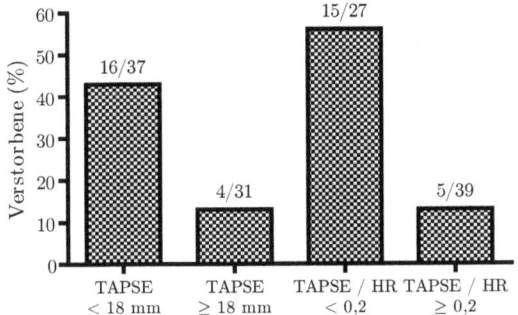

Abb. 3.42: Verstorbene in den Gruppen mit pathologischer TAPSE bzw. pathologischem TAPSE/HR verglichen mit Studienteilnehmern mit normwertigen Parametern. Die Zahlen über den Säulen geben die absolute Zahl Verstorbener pro Gesamtzahl der Patienten in der jeweiligen Gruppe an.

3.3.3 Gesundheitliche Entwicklung der Follow-up-Patienten

10 der 46 überlebenden Patienten sind innerhalb von 12 Monaten nach der echokardiographischen Untersuchung erneut im Krankenhaus, bei drei Patienten ist eine Erkrankung des Herzens die Ursache für den Aufenthalt. Der t-Test zeigt keinen signifikanten Unterschied bezüglich der TAPSE-Werte von Patienten, die erneut ins Krankenhaus müssen und denen, die innerhalb der Follow-up-Zeit keinen erneuten Krankenhausaufenthalt haben. Von 42 Patienten erhalten wir Angaben über die aktuelle Medikation

3. Ergebnisse

(15 Kontrollen und 27 Patienten mit erniedrigter TAPSE und/oder erhöhtem PAP). Vergleicht man die Medikation zum Untersuchungszeitpunkt mit der Medikation zum Follow-up-Zeitpunkt, findet bei 23 der 27 Studienteilnehmer eine Änderung der Herz-Kreislaufmedikation statt (siehe Tab. 3.4).

Medikament	Patienten mit neuer Verordnung	Patienten, die Medikament abgesetzt haben
Betablocker	2	2
Aldosteronantagonisten	3	0
ASS	1	4
Ca-Antagonisten	4	0
Heparin/Marcumar	1	2
Clopidogrel	0	4
ACE-Inhibitoren	2	2
Diuretika	0	3

Tab. 3.4: Änderungen der Medikation der Follow-up Patienten (Zeitraum: Von der TAPSE-Messung bis zum Follow-up-Anschreiben = ca. 12 Monate).

Zwischen der Änderung der Medikation und bestimmten TAPSE-Werten lässt sich kein Zusammenhang erkennen.

In Abb. 3.43 ist der Zusammenhang zwischen im Fragebogen angegebener NYHA - Stadium und TAPSE dargestellt.

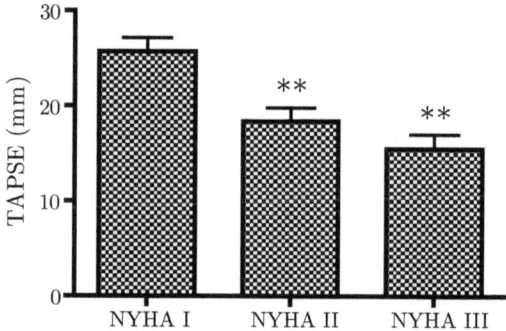

Abb. 3.43: Vergleich der TAPSE in den NYHA-Gruppen; Dunnett's Multiple Comparison Test: NYHA II und NYHA III unterscheiden sich mit einer Signifikanz von $p < 0,01(**)$ von der NYHA I - Gruppe.

Dunnett's Test zeigt, dass sich die TAPSE-Mittelwerte der NYHA - Gruppen II und III vom Mittelwert der NYHA I - Gruppe signifikant unterscheiden($p < 0,01$).
Die Patienten werden im Rahmen des Follow-up gefragt, wie sie selbst ihren Gesundheitszustand einschätzen. Dazu wird ihnen eine Skala von $1 - 100$ angeboten; 100 bedeutet maximales Wohlbefinden, 1 steht für einen sehr schlechten Gesundheitszustand.

3. Ergebnisse

Bei der Gegenüberstellung im Balkendiagramm (siehe Abb. 3.44) sieht es zunächst so aus, als würden sich Patienten, die einen normalen PAP haben, gesünder fühlen, als Patienten mit einer normalen TAPSE.

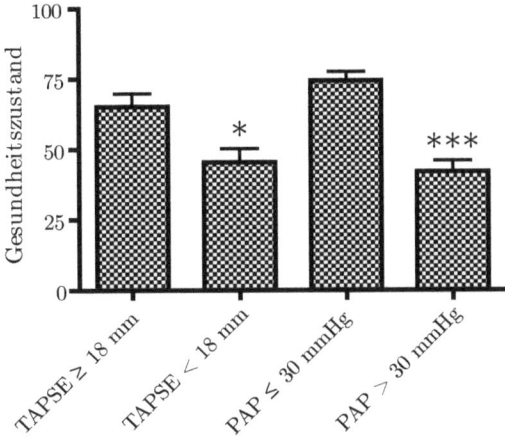

Abb. 3.44: Vergleich des subjektiven Gesundheitszustandes; Bonferroni-Test: Patienten mit TAPSE < 18 mm unterscheiden sich bzgl. ihres subjektiven Gesundheitszustandes signifikant von Patienten mit TAPSE ≥ 18 mm, $p < 0,05$ ($*$) und Patienten mit PAP > 30 mmHg unterschieden sich ebenfalls signifikant von Patienten mit PAP ≤ 30 mmHg, $p < 0,001$ ($***$).

Bei Analyse mittels Bonferroni (Gesundheitszustand der Patienten mit normaler TAPSE versus Gesundheitszustand der Patienten mit normalem PAP) ergeben sich keine signifikanten Unterschiede zwischen den beiden Gruppen ($p > 0,05$). Das Gleiche gilt für den Vergleich des Gesundheitszustandes zwischen beiden Gruppen mit erhöhtem PAP bzw. verminderter TAPSE ($p > 0,05$).

4 Diskussion

Ziel der vorliegenden Dissertation war es, ein umfassendes Bild des echokardiographischen Parameters TAPSE zu entwerfen und bisher nicht gekannte Zusammenhänge zwischen dem Parameter TAPSE und klinischen/echokardiographischen Merkmalen der untersuchten Patienten aufzudecken. Die Erforschung eines Parameters, der die rechtsventrikuläre Funktion abbildet, scheint angesichts der lange unterschätzten Bedeutung des rechten Herzens und des erst in den letzten Jahren zunehmenden Verständnisses der Pathophysiologie des rechten Herzens äußerst sinnvoll und notwendig. Von den zahlreichen schon in der Einleitung erwähnten neu vorgeschlagenen Rechtsherzparametern (Right Ventricular Fractional Area Change, Right Ventricular Apical Angle, Myocardial Performance Index) ist die TAPSE der Parameter, der mit Abstand am einfachsten und am zuverlässigsten reproduzierbar zu messen ist (28), (91), (58). Die Messung der TAPSE dauert nur einige Augenblicke, sie ist nicht abhängig von bestimmten geometrischen Gegebenheiten und zu ihrer Messung ist es auch nicht erforderlich, dass das gesamte Endokard abgrenzbar ist (48). Gerade im Zuge der Verschlechterung der Schallbedingungen auf Grund der wachsenden Anzahl adipöser Patienten sind für einen Routineparameter solche Eigenschaften von entscheidender Bedeutung. Die zahlreichen im Ergebnisteil aufgeführten signifikanten Zusammenhänge zwischen der TAPSE und klinischen/echokardiographischen Patientenmerkmalen erlaubten nun u.a. eine breite Diskussion bezüglich des möglichen Einsatzbereiches der TAPSE-Messung.

4.1 Das Patientenkollektiv

Die Zahl von 245 Probanden bzw. 163 Probanden mit vorliegenden Akten ließ die Erhebung verallgemeinerungsfähiger Daten zu. Die Tatsache, dass einige Patienten verschiedene Grunderkrankungen hatten und deswegen in mehreren Studiengruppen gleichzeitig auftauchten, erschwerte es, charakteristische Unterschiede zwischen den einzelnen Subgruppen herauszuarbeiten. Der bei der Auswertung verwendete Dunnett's Multiple Comparison Test zeigte aber, dass trotz der Doppeltnennung einiger Patienten stellenweise große Unterschiede zwischen den Studiengruppen bestanden. Außerdem bildete diese Zuordnung die Wirklichkeit realistisch ab, denn zur täglichen Routine in einem Echokardiographie-Labor gehören Patienten, die an mehr als einer Krankheit leiden.

4. Diskussion

4.2 Einordnung der allgemeinen Erkenntnisse

Die TAPSE betrug durchschnittlich 20,4 mm und lag damit im unteren Normbereich, was nicht verwunderlich ist, da sich im untersuchten Patientenkollektiv viele kardiologisch erkrankte Patienten befanden, deren Herzfunktion bereits dementsprechend herabgesetzt war. Studien mit vergleichbaren Patientenkollektiven kamen zu ähnlichen Messergebnissen (28), (54). Die KHK-Gruppe unterschied sich in ihren TAPSE-Werten zwar signifikant von der Kontrollgruppe, aber sie hatte von allen Subgruppen die besten TAPSE-Werte. Diese Beobachtung passt zu unserem Ergebnis, dass die TAPSE nur mit einer Stenose der rechten Koronararterie (RCA) - die maßgeblich den rechten Ventrikel versorgt - korreliert war, eine Stenose der linken Koronararterien (LAD, LCX) hatte keine Auswirkung auf die TAPSE, so dass KHK-Patienten mit einer LAD oder LCX-Stenose normale TAPSE-Werte hatten.

Ein Drittel der Erkrankungen an Herzinsuffizienz ist Folge einer dilatativen Kardiomyopathie (18). Die Patienten mit dilatativer Kardiomyopathie hatten von allen Subgruppen die kleinsten TAPSE-Werte. Bei dilatativen Kardiomyopathien (DCM) handelt es sich primär um systolische Kontraktilitätsstörungen mit Kardiomegalie und eingeschränkter Ejektionsfraktion (34). Häufig liegt eine interstitielle Fibrose vor, die zusätzlich die Relaxation des Herzens stört. Ein großer Teil der DCM wird durch Virusinfektionen hervorgerufen (z.B. Coxsackievirus B) (31), bei einigen dilatativen Kardiomyopathien ist der Grund für die interstitielle Fibrose unbekannt. Die durch die dilatative Kardiomyopathie hervorgerufene Vergrößerung der Ventrikel führt in relativ kurzer Zeit zu einer linksventrikulären Dysfunktion und häufig zu einer begleitenden Rechtsherzinsuffizienz (83). In einigen Fällen ist der rechte Ventrikel direkt durch eine primär rechtsventrikuläre Fibrose betroffen (46). Die Ventrikel können sich nicht mehr effektiv kontrahieren, was sich bei unseren Patienten u.a. in den geringen TAPSE-Werten sowie der niedrigen Ejektionsfraktion von durchschnittlich 34,3% widerspiegelte. Ghio et al (32) zeigten, dass es sinnvoll ist, zur Prognoseabschätzung zusätzlich zur NYHA-Klassifikation die TAPSE zu verwenden. An Hand der Studie von Juillière et al. (46) wurde belegt, dass bei DCM-Patienten die RV-Funktion sogar ein härterer Prognoseparameter ist und dass eine durch die DCM herabgesetzte LV-Funktion bei guter RV-Funktion klinisch besser toleriert werden kann. Sofern es sich nicht um eine durch Medikamente (z.B. Doxorubicin oder Daunorubicin) ausgelöste DCM handelt, hat diese grundsätzlich eine sehr schlechte Prognose (46), (9). Bei der im Rahmen dieser Studie untersuchten Patienten handelte es sich um keine medikamentös-verursachte DCM, aber die Genese (ob idiopathische oder sekundäre DCM) bleibt unklar, da keine Serologie- bzw. Biopsieergebnisse im Rahmen der Aktenanalyse vorlagen. Die hier untersuchten DCM-Patienten bilden also eine Gruppe von sehr kranken Patienten mit schlechter Prognose, so dass es nicht verwundert, dass diese Gruppe die niedrigs-

4. Diskussion

ten TAPSE-Werte aufwies. Es bleibt also festzuhalten, dass eine Messung der TAPSE gerade bei DCM- Patienten sinnvoll ist.

Unseren Ergebnissen nach war die TAPSE unabhängig vom Geschlecht, aber abhängig vom Alter. Männliches Geschlecht gilt als Risikofaktor für kardiovaskuläre Erkrankungen (93), es wäre demnach vorstellbar, dass die TAPSE als Marker für eine ventrikuläre Dysfunktion mit dem Geschlecht korreliert ist. Allerdings haben nur Frauen vor der Menopause durch den höheren Östrogenspiegel einen Schutz vor Herz-Kreislauferkrankungen (22). Das durchschnittliche Alter unserer Patienten lag bei 64,2 Jahren, ein Alter also, in dem sich die weiblichen Patienten bereits in der Postmenopause befanden und deswegen keine protektiv wirksamen erhöhten Östrogenspiegel hatten. Es wäre allerdings interessant, in weiteren Studien herauszufinden, ob bei einem jüngeren, prämenopausalen weiblichen Kollektiv verglichen mit gleichaltrigen männlichen Patienten höhere TAPSE-Werte vorliegen.

Die in dieser Arbeit gezeigte Korrelation zwischen TAPSE und Alter passen zu den Ergebnissen von Lamia et al. (54), in deren Studie ebenfalls eine Korrelation zwischen Alter und TAPSE gefunden wurde: Je höher das Alter, desto niedriger die TAPSE. Dieser Zusammenhang spricht dafür, dass die TAPSE ein guter „globaler" Herzparameter ist: Je höher das Alter, desto größer ist die Wahrscheinlichkeit, an Herz-Kreislauferkrankungen zu leiden und dementsprechend eine verminderte TAPSE zu haben. Bei der Einschätzung eines TAPSE-Wertes sollte also auf jeden Fall das Alter des Patienten berücksichtigt werden: Während ein niedriger, aber noch im Normbereich liegender Wert für einen älteren Menschen physiologisch sein kann, kann er bei einem jüngeren Menschen bereits Frühzeichen einer rechtsventrikulären Dysfunktion sein.

4.3 Zusammenhänge zwischen TAPSE und echokardiographischen Parametern

4.3.1 TAPSE und Echoparameter der rechtsventrikulären Funktion

Die vorliegenden Ergebnisse zeigen zahlreiche signifikante Korrelationen zwischen der TAPSE und wichtigen Parametern der rechtsventrikulären Funktion. Eine derart umfassende Untersuchung in einem gemischten Patientenkollektiv ist in der Literatur bisher nicht beschrieben. Hervorzuheben sind besonders die Korrelationen zwischen TAPSE und TD-Tk-s, V.cava inf. sowie das Verhältnis der TAPSE zum Vorliegen einer Trikuspidalklappeninsuffizienz.

Der diastolische rechtsventrikuläre Durchmesser lag mit 30,97 mm an der Grenze des Normbereichs von 30 mm. Die Korrelation mit der TAPSE war schwach, was damit

4. Diskussion

zusammenhängen könnte, dass es sich beim diastolischen RV-Durchmesser um einen Parameter handelt, der sich wegen der unvollständigen Darstellbarkeit des rechtsventrikulären Durchmessers nur ungenau messen lässt (98). Allerdings war die Korrelation TAPSE versus diastolischer rechtsventrikulärer Durchmesser bei nur auf Kontrollen und LAE-Patienten beschränkter Betrachtung stärker ausgeprägt. Diese Tatsache lässt sich dadurch erklären, dass bei akuter LAE der rechte Ventrikel dilatiert und gleichzeitig, auf Grund der Obstruktion des pulmonalen Gefäßbettes, schlechter pumpt (45). Große RV-Durchmesser sind also mit kleinen TAPSE-Werten assoziiert, was die Abb. 3.3 zeigt. Bei einem auf Grund einer Lungenarterienembolie dilatierten rechten Ventrikel handelt es sich um ein akutes Geschehen. In diesem Fall schien die Korrelation zwischen RV-Durchmesser und TAPSE stärker zu sein als bei den DCM-Patienten mit chronisch dilatiertem RV. Beim Verdacht auf eine akute Lungenarterienembolie sollte also eine Messung der TAPSE unbedingt erfolgen, um die Funktion des rechten Ventrikels zu beurteilen. Dass auch ein chronisch dilatierter rechter Ventrikel mit einer schlechten Prognose einhergeht, zeigten Chrustowicz et al. (12). Leider wurde in der Studie nicht die TAPSE gemessen. Die Korrelation TAPSE versus systolischer rechtsventrikulärer Durchmesser war nicht sehr ausgeprägt, was wiederum an der schlechten echokardiographischen Darstellbarkeit des rechtsventrikulären Durchmessers liegen könnte.

Die primäre Funktion der freien Wand des rechten Ventrikels ist es, durch Kontraktion der longitudinalen Muskelfasern den AV-Klappenring Richtung Apex zu bewegen. Auf dieser Überlegung aufbauend wurde die mittels Doppler gemessene systolische Auslenkungsgeschwindigkeit des Trikuspidalklappenannulus (TD-Tk-s) als Index der RV-Funktion validiert (61), (37). Mit durchschnittlich $12,6$ cm/s befand sich TD-Tk-s im unteren Normbereich (Normbereich: TD-Tk-s > 12 cm/s, (17)), aber auch der Wert der Kontrollgruppe ($13,4$ cm/s) war eher niedrig, was die Vermutung nahe legt, dass eine Differenzierung zwischen normaler bzw. pathologischer Auslenkungsgeschwindigkeit eine gewisse Trennunschärfe aufweist. Besser scheint die in dieser Arbeit erstmals untersuchte „TAPSE-Slope" zu fungieren, die prinzipiell das Gleiche erfasst (siehe Kapitel 3.3.2) aber weitaus besser zwischen Gesunden und Kranken unterscheidet. Die Korrelation zwischen TAPSE und TD-Tk-s war mit $r^2 = 0,46$ relativ stark: Ein rechter Ventrikel, der eine große TAPSE aufweist, bringt eine hohe Trikuspidalklappen-Auslenkungsgeschwindigkeit auf. Dieses Ergebnis erscheint logisch, denn wenn bei gleicher Herzfrequenz eine große Strecke (die TAPSE) zurückgelegt werden muss, muss sich die Geschwindigkeit erhöhen. Eine hohe Trikuspidalklappengeschwindigkeit korreliert also mit einer guten rechtsventrikulären Funktion (hohe TAPSE). Dieses Ergebnis steht im Einklang mit der Studie von Dagdeviren et al. (17), in der eine positive Korrelation zwischen TD-Tk-s und der rechtsventrikulären Ejektionsfraktion nachgewiesen wurde. TAPSE und TD-Tk-s scheinen sich somit in ihrer Aussage zu ergänzen, wobei

4. Diskussion

die TAPSE allerdings besser zwischen Patienten mit und ohne kardialer Dysfunktion zu diskriminieren vermag (siehe Abb. 3.14 a), Abb. 3.20 a) und Tab. 3.3).

Der systolisch gemessene pulmonalarterielle Druck, der PAP, betrug (ohne zentralen Venendruck, d.h., man muss entsprechend der Venenfüllung 5−10 mmHg hinzuaddieren (98)) im Mittel 37, 5 mmHg, er war also mäßig erhöht, aber die Standardabweichung von 18, 3 mmHg lässt erahnen, dass die Werte sehr weit streuen. Außerdem ist zu bedenken, dass in der PAH-Studiengruppe 42 Patienten waren, die teilweise sehr stark erhöhte PAP-Werte (maximal 105 mmHg + ZVD) einbrachten. Erwartungsgemäß haben die Studiengruppen, in denen eine offensichtliche Druckerhöhung im Lungenkreislauf vorliegt, also die PAH-, COPD- und LAE-Gruppe, die höchsten PAP-Werte. Wie bereits ausgeführt, verhält es sich mit dem PAP so, dass bei stark erhöhtem Druck im kleinen Kreislauf der PAP zunächst ansteigt (wie gezeigt bis auf Werte über 100 mmHg). Wenn der Druck chronisch erhöht bleibt, hat das rechte Herz ab einem bestimmten Zeitpunkt keine Möglichkeit mehr, diesen erhöhten Druck aufzubringen: Die Kompensationsfähigkeit des RV ist begrenzt durch die RV-Perfusion, d.h. durch den Fluss durch die rechte Koronararterie, der bei zunehmendem Druck im rechten Ventrikel abnimmt (94). Hinzu kommt, dass, sofern dem pulmonalen Hypertonus eine Lungenerkrankung zu Grunde liegt, die den Gasaustausch in der Lunge behindert, die dadurch verursachte Hypoxie eine renale Wasser- und Salzretention sowie eine Polyglobulie bewirkt. Sowohl die Wasser- und Salzretention als auch die Polyglobulie bewirken eine Erhöhung der Vorlast des rechten Ventrikels, was eine weitere Belastung darstellt (25). Wenn der rechte Ventrikel die erhöhte Vorlast und Nachlast (den pulmonalarteriellen Hypertonus) nicht mehr kompensieren kann, also den erforderlichen hohen Druck nicht mehr aufbringt, nimmt der PAP wieder ab. In diesem Stadium ist die Prognose dieser Patienten sehr schlecht, da nun nicht mehr genug Blut durch den kleinen Kreislauf gepumpt wird. Desweiteren wurde festgestellt, dass schon bei Patienten mit mildem PAH eine Dyssynchronie zwischen rechtem und linkem Ventrikel besteht, die eher auf einer verspäteten Kontraktion der freien Wand des rechten Ventrikels beruht als auf einer Veränderung der Septumbewegung (57). Ob der PAH zusätzlich zu einer Verlängerung der P-Welle und des QRS-Komplexes führt, wird in verschiedenen Studien unterschiedlich beantwortet: Einige Autoren verneinen einen Einfluss auf die AV-Überleitung, andere bejahen es (57), (55). Es fand sich in unserem Kollektiv, dass Reizleitungsstörungen (RSB, LSB, LAHB) mit einer Verminderung der TAPSE assoziiert zu sein scheinen (siehe Kapitel 4.5). In dieser Querschnittsuntersuchung mit nicht-vorselektierten Patienten waren sehr wenige darunter, die sich in einem dekompensierten PAH-Stadium befanden. Andernfalls hätte die PAH-Gruppe einen kleineren PAP-Mittelwert. Der Abb. 3.4 b) ist zu entnehmen, dass nur eine sehr schwache Korrelation zwischen TAPSE und PAP besteht: Sowohl hohe als auch niedrige TAPSE - Werte können mit einem normalen PAP bis 25 mmHg einhergehen. Der PAP ist also als ein eher unzuverlässiger

4. Diskussion

Parameter der rechtsventrikulären Funktion zu betrachten. Lediglich bei Kontrollen und PAH-Patienten war eine schwache Korrelation von TAPSE und PAP erkennbar, hohe PAP-Werte waren mit etwas kleinerer TAPSE assoziiert. Wenn allerdings auch die Spätstadiums-PAH-Patienten mit dekompensiertem RV eingeschlossen worden wären, hätte sich überhaupt keine TAPSE versus PAP - Korrelation zeigen lassen: Der pulmonalarterielle Druck wäre augenscheinlich normal, aber der dekompensierte rechte Ventrikel kontrahiert sich kaum mehr und erzeugt keine normale TAPSE mehr.

Eine dilatierte, nicht-atemvariable Vena cava inferior ist Zeichen einer Rechtsherzstauung. Der absolute Durchmesser der V.cava inf. korrelierte mit der TAPSE und es konnte anschaulich gezeigt werden, dass Patienten mit einer nicht-atemvariablen V.cava inf. eine schlechtere TAPSE hatten als Patienten mit atemabhängiger V.cava inf. (siehe Abb.3.5). Seyfarth et al. (81) haben gezeigt, dass sich die Atemvariabilität der V. cava inf. als indirekter Parameter der rechtsventrikulären Funktion zur Verlaufskontrolle bei pulmonaler arterieller Hypertonie eignet.

Nur eine sehr geringe Zahl an Patienten hatten einen pathologischen TEI-Index und desweiteren fiel auf, dass der TEI-Index nur sehr schwach mit der TAPSE korreliert war, was erstaunlich ist, da dieser Index als relativ zuverlässiger rechtsherzspezifischer Parameter etabliert ist (7), (98). Bei Patienten mit leichter bis mittlerer biventrikulärer Herzinsuffizienz ist die linksventrikuläre Ejektionsfraktion ein guter Parameter für die weitere Prognose (10). Handelt es sich allerdings um eine schwere biventriukläre Herzinsuffizienz, ist die Prognose weitgehend abhängig von der rechtsventrikulären Funktion, die mittels TEI-Index bestimmt werden kann (10). Der TEI-Index ist also einerseits ein spezifischer Rechtsherzparameter, bei schwerer biventrikulärer Herzinsuffizienz andererseits ein globaler Pararameter. Der TEI-Index wird berechnet, indem die Summe aus isovolumetrischer Kontraktionszeit und isovolumetrischer Relaxationszeit des rechten Ventrikels durch die Ejektionszeit des rechten Ventrikels dividiert wird. Bei Gesunden liegt dieser Wert unter 0,4, ein Wert von 0,6 bedeutet eine noch mäßig gute RV-Funktion und bei einem TEI-Index von 1 sowie einer Linksherzinsuffizienz sollte eine Herztransplantation in Erwägung gezogen werden (26). In vorhergehenden Studien wurde beschrieben, dass bei Patienten mit herabgesetzter RV-Funktion der TEI-Index erhöht und gleichzeitig die rechtsventrikuläre Funktion erniedrigt ist (26), (64). Es müsste also ein antiproportionales Verhältnis (je größer TEI, desto kleiner TAPSE) bestehen. Möglicherweise beruht die Diskrepanz zwischen unserem Ergebnis und der Literatur darauf, dass in den genannten Studien hauptsächlich Patienten mit dilatativer Kardiomyopathie eingeschlossen wurden, es sich bei unserer Studie aber um ein gemischtes Patientenkollektiv handelt, bei dem eine eventuell vorhandene Herzinsuffizienz nicht immer auf einer Kardiomyopathie beruht. Auf Grund unterschiedlicher pathophysiologischer Vorgänge könnte bei Rechtsherzinsuffizienz anderer Genese als dilatativer Kardiomyopathie die Korrelation zwischen TEI-Index und der TAPSE anders

4. Diskussion

sein als bei Patienten mit dilatativer Kardiomyopathie. Unsere Beobachtung, dass in der DCM-Gruppe der prozentuale Anteil von Patienten mit einem pathologischen TEI-Index bei weitem höher war, als im Gesamtkollektiv (66% versus 22%), untermauert diese Hypothese. Dass sich in dieser Gruppe allerdings auch keine starke Korrelation zwischen TEI und TAPSE nachweisen ließ, könnte daran gelegen haben, dass das PW-Doppler-Signal, mit dessen Hilfe der TEI-Index gemessen wurde, nicht immer eindeutig zu detektieren war und deswegen nicht immer reproduzierbare Werte lieferte. Um diesen Parameter aussagekräftig messen zu können, müssen sehr gute Schallbedingungen vorliegen. Um die allgemeine Beziehung zwischen TAPSE und TEI näher zu untersuchen, müssten weitere Studien mit möglichst großen Patientenzahlen mit sehr guter Schallbarkeit durchgeführt werden. Zusammenfassend lässt sich festhalten, dass die TAPSE ein leichter und auf unterschiedliche Patientengruppen anwendbarer Parameter ist als der TEI-Index.

Den Ergebnissen war zu entnehmen, dass Patienten mit Trikuspidalklappeninsuffizienz durchschnittlich eine geringere TAPSE hatten als Patienten ohne Trikuspidalklappenvitium. Gleichzeitig konnte gezeigt werden, dass die untersuchten Patienten mit Trikuspidalklappeninsuffizienz einen vergrößerten rechten Ventrikel und einen erhöhten PAP hatten. Bei vielen Patienten handelt es sich um eine sekundäre Trikuspidalklappeninsuffizienz, die dadurch entsteht, dass eine Erkrankung des rechten und oder linken Ventrikels vorliegt, die zur RV-Dilatation und somit auch zu einer Dilatation des Trikuspidalklappenringes führt. Diese Dilatation des Trikuspidalklappenannulus führt bekanntlich zu einer Trikuspidalklappeninsuffizienz (80). Die der Trikuspidalklappenannulusdilatation zu Grunde liegende RV-Dilatation/Dysfunktion geht, wie bereits oben beschrieben wurde, gleichzeitig mit einer erniedrigten TAPSE einher. Es erstaunt also nicht, dass zwischen der TAPSE und einer Trikuspidalklappeninsuffizienz eine Korrelation vorlag. In unserem Patientenkollektiv waren einige Patienten mit Lungenarterienembolie (LAE) eingeschlossen. Die LAE ist ein Beispiel dafür, wie auf Grund einer akuten Rechtsherzbelastung mit RV-Dilatation und Erhöhung des PAP eine TI entstehen kann, die nach pulmonaler Thrombendarterektomie weitgehend rückläufig ist (62). Die Kollinearitätsstatistik zeigte außerdem, dass die Trikuspidalklappeninsuffizienz eine Variable ist, die die TAPSE unabhängig von anderen Parametern beeinflusst. Es ist also nicht entscheidend, ob ein Patient beispielsweise schon andere die TAPSE beeinflussende Faktoren wie Dyspnoe, eine atemunabhängige V. cava inf. oder eine Stenose der RCA hat. Eine TI kann die TAPSE in jedem Fall vermindern. Allerdings ist zu beachten, dass bei schwerer Trikuspidalklappeninsuffizienz die Aussagekraft der TAPSE über die RV-Funktion herabgesetzt ist: Hsiao et al. (40) haben gezeigt, dass eine Trikuspidalklappeninsuffizienz die Beziehung zwischen TAPSE und rechtsventrikulärer Ejektionsfraktion (RV-EF) beeinflusst: durch das Pendelvolumen zwischen rechtem Vorhof und rechtem Ventrikel erscheint die TAPSE zunächst falsch-erhöht bzw. falsch-

4. Diskussion

normal, die RV-EF ist überschätzt durch die vermehrte Volumenarbeit des RV. Erst im späteren Verlauf führt das bei dem Schlag zusätzlich bewegte Pendelvolumen zu einer progressiven RV-Dilatation und RV-Dysfunktion mit erniedrigter TAPSE. Bei schwerer Trikuspidalklappeninsuffizienz sollte der erhobene TAPSE-Wert also mit Bedacht in Abhängigkeit des zeitlichen Verlaufes der TI interpretiert werden.

4.3.2 TAPSE und Echoparameter der linksventrikulären Funktion

Der Vergleich der TAPSE mit echokardiographischen Parametern des linken Ventrikels erbrachte interessante Ergebnisse: Obwohl es sich bei den untersuchten Patienten zum größten Teil um herzkranke Menschen handelt, deren linksventrikuläre Funktion (EF) vermindert ist, zeigte sich beim Vergleich der EF innerhalb der Studiengruppen mittels Dunnett's Test, dass sich nur Patienten mit ischämischer oder dilatativer Kardiomyopathie signifikant von der Kontrollgruppe unterschieden. Patienten mit dilatativer Kardiomyopathie haben, sofern es sich nicht um die seltene Form einer ausschließlich auf den rechten Ventrikel bezogenen Kardiomyopathie handelt, eine eingeschränkte systolische LV-Funktion (18), so dass sich also die DCM-Patientengruppe in Bezug auf die EF von der Kontrollgruppe unterscheiden musste. Es konnte eine Korrelation TAPSE versus EF gezeigt werden - wie bereits in anderen Studien (72), (43) beschrieben. Lamia et al. (54) stellten fest, dass die Korrelation zwischen TAPSE und EF, also einem LV-Parameter, sogar stärker ist als zwischen TAPSE und dem Rechtsherzparameter „Right ventricular area change". Diese Ergebnisse erlauben, die TAPSE als globalen Parameter der kardialen Funktion zu bezeichnen. Allerdings gibt es andere LV-Parameter, mit denen die TAPSE stärker korreliert war, beispielsweise TAPSE versus TD-Mk-s (siehe unten). Dass TAPSE und die Ejektionsfraktion nicht so stark korrelierten, könnte daran liegen, dass es sich bei der Ejektionsfraktion um einen prozentualen Wert handelt: Ein etwas kleineres Herz mit einer TAPSE im unteren Normbereich kann z.B. eine gute Pumpleistung, also eine hohe Ejektionsfraktion haben.

Beim Vergleich der linksventrikulären Durchmesser (diastolisch und systolisch) innerhalb der Gruppen unterschieden sich nur die DCM-Gruppe und bezüglich des systolischen LV-Durchmessers auch die ICMP-Gruppe von den Kontrollpatienten. Einerseits ist auch bei diesem Parameter von einer großen Variationsbreite auszugehen, andererseits deutet dieses Ergebnis darauf hin, dass der absolut gemessene linksventrikuläre Durchmesser keine hohe Aussage hat bezüglich des etwaigen Vorliegens einer Herzerkrankung. Nur das Verhältnis von TAPSE und systolischem linksventrikulärem Durchmesser war (schwach) korreliert: Eine große TAPSE war mit einem kleinen LVIDs assoziiert. Dieser Zusammenhang wurde bisher noch nicht beschrieben, aber er passt zu dem in der Literatur angegebenen Zusammenhang zwischen LVIDs und Prognose: Bei Patienten mit

4. Diskussion

ischämischer Kardiomyopathie haben diejenigen die höchste Wahrscheinlichkeit, nach chirurgischer Revaskularisation wieder eine gute Pumpfunktion zu bekommen, deren systolischer LV-Durchmesser am kleinsten ist (5), (78). Ein kleiner LVIDs scheint also mit einer guten EF einherzugehen und diese wiederum, wie bereits oben beschrieben, mit einer großen TAPSE.

Mit 40,5 mm war der linke Vorhof im Mittel leicht vergrößert (Normwert: < 40 mm (98)), was an der hohen Anzahl herzkranker Patienten im untersuchten Kollektiv liegt (29). Abgesehen von der LAE-Gruppe unterschieden sich alle Patienten von der Kontrollgruppe. Dieses Ergebnis erstaunt nicht, wenn man sich die pathophysiologischen Gesetzmäßigkeiten vor Augen führt: Bei der LAE-Patientengruppe lag zwar eine akute Rechtsherzbelastung vor, der linke Vorhof war aber keinem erhöhten Volumen oder Druck ausgesetzt, so dass kein Anlass für eine Vorhofdilatation bestand. Sachero et al. (75) konnten zeigen, dass bei DCM-Patienten ein hoher left atrial diameter index (=LAI: LA-Durchmesser in mm dividiert durch Körperoberfläche in m^2) mit einem erhöhten Risiko kardiovaskulärer Ereignisse (Herzinfarkt, Schlaganfall) verbunden ist. Auch in der vorliegenden Studie wurde gezeigt, dass eine niedrige TAPSE mit einem vergrößerten LA assoziiert ist. Würde man in einer folgenden Studie den LAI mit der TAPSE in Beziehung setzen, ergäbe sich wahrscheinlich eine noch stärkere Korrelation. Grundsätzlich sollte der Durchmesser des LA aber nur vorsichtig beurteilt werden: Kedia et al. (49) stellten fest, dass ein erhöhter LA-Durchmesser zwar mit einem erhöhten LA-Volumen und somit mit einer schlechteren Prognose korreliert ist, aber es wurde auch betont, dass diese Beziehung erst für einen dilatierten linken Vorhof (ab 47 mm) gilt. Eine nur geringfügige Dilatation hätte demnach keine hohe Aussagekraft und erklärt, warum in dieser Studie an einem gemischten Patientenkollektiv keine stärkere Korrelation zwischen TAPSE und dem Durchmesser des linken Vorhofs gezeigt werden konnte.

Der durchschnittliche diastolische Septumdurchmesser betrug 12,4 mm. Vergleichbare Studien kommen zu ähnlichen Ergebnissen (63). Morphologisch und funktionell gehört das Septum überwiegend zum linken Ventrikel (98). Die IVSd-Werte der DCM-Patienten unterschieden sich nicht von den Kontrollen. Im Gegensatz zum hypertrophen Hypertonieherz (63) kann das Herz des DCM-Patienten die systolische Funktionsstörung nicht durch Myokard-Hypertrophie (also auch Septumhypertrophie) ausgleichen. Bemerkenswert ist außerdem, dass ein Unterschied zwischen den IVSd-Werten der COPD-Patienten und den Kontrollen festgestellt wurde, Suchon et al. (85) hingegen keine Änderung der Septumdicke bei COPD-Patienten fanden. Eine Erklärung dafür könnte sein, dass sich die von uns eingeschlossenen COPD-Patienten in einem fortgeschritteneren Stadium befanden, aber angesichts fast identischer FEV1-Werte (39% vs 40% der VC) in beiden Studien scheidet diese Möglichkeit aus. Wie diese sich widersprechenden Ergebnisse zu erklären sind, bleibt also vorerst unklar. Unsere Studie ergab

4. Diskussion

ein weiteres interessantes Ergebnis: Obwohl dem Septum bei der Bewältigung einer RV-Belastung eine Schlüsselrolle zu kommt, korrelierten weder der diastolische noch der systolische Septumdurchmesser mit der TAPSE. Santamore et al. (76) beschreiben ausführlich den Beitrag des interventrikulären Septums zur „ventricular interdependence", also zum Zusammenspiel beider Ventrikel: Liegt beispielsweise eine akute Volumenbelastung des rechten Ventrikels vor, verlagert sich das Septum diastolisch in den linken Ventrikel, systolisch wird es durch den sich aufbauenden Druck im linken Ventrikel wieder in den rechten Ventrikel zurückverlagert und unterstützt dadurch den rechten Ventrikel beim Auswerfen des erhöhten Volumens. Für die Bewältigung einer RV-Belastung ist allerdings die Septumbewegung entscheidend (65), (45) und nicht der Durchmesser, weshalb sich kein Zusammenhang zwischen RV-Funktion (TAPSE) und Septumdicke zeigen ließ.

Die systolische LV-Funktion übt also eine deutliche Auswirkung auf die RV-Funktion aus. So korrelierten in unserer Datenerhebung der LVIDs und die EF mit der TAPSE. Inwieweit die diastolische Funktion des LV eine Auswirkung auf die TAPSE besitzt, wurde mit der Betrachtung diastolischer Parameter untersucht:

Zunächst wurde mittels PW-Doppler die transmitrale E- und die A-Welle gemessen. Die E-Welle markiert den Beginn der Diastole: Durch die gerade geöffnete Mitralklappe fließt Blut in den linken Ventrikel. Die A-Welle stellt den Blutfluss gegen Ende der Diastole dar, wenn sich der linke Vorhof kontrahiert, um das restliche, noch nicht in die linke Kammer geflossene Blut auszuwerfen (27). Bei einem linken Ventrikel mit verminderter Compliance ist die E-Welle relativ klein, die A-Welle eher groß, weil der linke Vorhof den größten Teil des Blutes aktiv in den linken Ventrikel hineindrücken muss (84), (71). Der Quotient E/A wird kleiner. Wenn er kleiner als 1 ist, spricht man von einer diastolischen Dysfunktion im Stadium I (59). Bei fortschreitender Compliance-Störung nimmt der transmitrale Einstrom durch die Mitralklappe weiter ab, so dass auch die A- Welle in Relation zur E-Welle kleiner wird mit konsekutiver Pseudonormalisierung des Quotienten E/A > 1 (Stadium II). Bei äußerst verminderter Compliance findet sich ein „restriktives Füllungsmuster" (Stadium III) mit E/A » 1 (59). Aber auch Faktoren, die unabhängig von der diastolischen LV-Funktion sind, können das transmitrale Geschwindigkeitsprofil beeinflussen: Ist beispielsweise der linke Vorhof nur gering gefüllt, nimmt gleichzeitig der Druck im LA ab und die E-Welle wird kleiner (84). Die absoluten Werte der mittels PW-Doppler gemessenen E-Welle (Normwert: 60-130 cm/s (27), die von uns gemessenen Werte lagen im Normbereich) über der Mitralklappe unterschieden sich nicht zwischen Kontrollgruppen und Studiengruppen. Die E-Welle hat also, absolut gesehen, auch bei Gesunden eine verhältnismäßig große Spannbreite (ähnlich dem linksventrikulären Durchmesser) und scheint im Rahmen von strukturellen Herzerkrankungen erst später vom Normwert abzuweichen. Die A-Welle war bei COPD- und PAH-Patienten dagegen signifikant erhöht, was sich daraus ergeben könn-

4. Diskussion

te, dass bei diesen Erkrankungen der rechte Ventrikel auf Grund des erhöhten Drucks dilatiert ist und deswegen der Durchmesser des linken Ventrikels abnimmt, da beide Ventrikel von Perikard umgeben sind, welches keine zu starke Ausdehnung des Herzens zulässt. Die Septumverschiebung behindert zusätzlich die linksventrikuläre Relaxation, so dass der Einstrom der E-Welle behindert wird und die A-Welle im Gegenzug zunimmt (45).

Es konnte keine Korrelation zwischen TAPSE und E/A nachgewiesen werden. In der Literatur wird beschrieben, dass Hypoxie mit einer Abnahme des Quotienten E/A vergesellschaftet ist (41), ein direkter Zusammenhang zwischen RV-Funktion und E/A-Index konnte aber auch in anderen Studien nicht nachgewiesen werden (88), (41). Dadurch, dass es sich bei einem im Normbereich liegenden Quotienten E/A auch um eine Pseudonormalisierung handeln kann, ist seine Aussagekraft bezüglich der diastolischen LV-Funktion stark eingeschränkt und kann dementsprechend auch kaum signifikant mit der TAPSE korrelieren.

An Hand unserer Ergebnisse können mehrere Besonderheiten der pathophysiologischen Vorgänge bei einer Lungenarterienembolie nachvollzogen werden: Die E-Welle war verhältnismäßig klein, die A-Welle eher groß, und nur in dieser Gruppe war der Quotient PW-Mk-E/PW-Mk-A < 1, also offensichtlich pathologisch. Dies hängt mit der Pathophysiologie einer Lungenarterienembolie zusammen: Die Embolie verursacht einen erhöhten Widerstand in der Lunge. Der linke Vorhof, der sein Füllungsvolumen aus den Lungenvenen bezieht, füllt sich deswegen weniger: Die E-Welle, die die Geschwindigkeit des Blutflusses vom Vorhof zum Ventrikel abbildet, wird kleiner (84). Gleichzeitig wird im Rahmen einer Lungenarterienembolie der Sympathikus aktiviert (44), (89), (90). Dieser bewirkt eine Steigerung der Kontraktilität des Herzmuskelgewebes. Die A-Welle, die von der Vorhofkontraktion abhängt, wird deswegen größer und der Quotient E/A nimmt ab (45): Es liegt eine diastolische Dysfunktion vor. Gurudevan et al. (36) beschreiben außerdem, dass bei Patienten mit chronischem pulmonalarteriellen Hypertonus häufig eine diastolische Dysfunktion vorliegt, welche nicht nur auf einer RV-Dilatation, sondern auch auf einer verminderten LV-Vorlast und auf dem relativ geringen Füllungsvolumen beruht.

Wie bereits erläutert, kann der PW-Doppler alleine nicht zwischen diastolischer Dysfunktion und Normalbefund unterscheiden, da es sich auch um eine Pseudonormalisierung handeln kann (50): PW-Mk-E/PW-Mk-A zwar > 1, aber TD-Mk-e/TD-Mk-a < 1. Der Vergleich der Mittelwerte und Standardabweichungen für TD-Mk-e/TD-Mk-a in den Studiengruppen spricht dafür, dass besonders in der PAH- und in der KHK-Gruppe einige Patienten mit Pseudonormalisierung zu finden waren. Ein pseudonormales Füllungsmuster stellt ein intermediäres Stadium zwischen verspäteter Relaxation des linken Ventrikels und restriktiver Phase (= verkürzte isovolumetrische Relaxationszeit) dar. Warum besonders in der PAH- und der KHK-Gruppe Patienten mit einer

4. Diskussion

Pseudonormalisierung auftraten, ist nicht sicher. Allerdings berichten Sciaretta et al. (79), dass Patienten mit Hypertonus (wobei ein arterieller Hypertonus wiederum ein Risikofaktor für eine KHK ist) und noch guter EF oft eine Pseudonormalisierung haben und diese als erstes Zeichen einer präklinisch verminderten LV-Funktion zu verstehen ist.

Die mittels Tissue-Doppler gemessenen Werte der e-Welle des Mitralklappenannulus lagen mit 8,1 cm/s unterhalb des Literaturwertes von 11,3 - 17,7 cm/s für Herzgesunde (3), (41) wobei auch hier wieder die Überlegung gilt, dass viele herzkranke Patienten eingeschlossen waren, ferner die Geschwindigkeit mit dem Alter abnimmt (3) und in dieser Studie ein eher hohes Durchschnittsalter (64,2 Jahre) vorlag. Die Kontrollgruppe lag mit durchschnittlich 12,7 cm/s im unteren Normbereich und es unterschieden sich alle anderen Subgruppen signifikant von den Kontrollen. Eine Abnahme der e-Wellengeschwindigkeit ist in der Literatur für Patienten mit Herzinsuffizienz beschrieben (2). Dass die TAPSE nur mit den septal gemessenen Mk-e-Werten signifikant korrelierte, könnte einerseits damit zusammenhängen, dass die septale Bewegung des Mitralklappenringes genauer detektierbar ist als die laterale, und dass zum anderen der septale Mitralklappenring mit dem Trikuspidalklappenring in unmittelbarer Verbindung steht, sich also Schwankungen im Rahmen der „Ventricular interdependence" sofort übertragen können (76). Drighil et al. (21) kamen zu dem Schluss, dass der laterale Anteil des Mitralklappenannulus außerdem weniger von Veränderungen der Vorlast abhängig ist als der septale Anteil. Eine Veränderung der Vorlast kann natürlich nicht nur TD-Mk septal beeinflussen, sondern auch die TAPSE. Die Korrelation TAPSE versus TD-Mk-e septal war positiv, verminderte TAPSE-Werte sind mit niedrigen septalen TD-Mk-e-Werten verbunden. Dies erscheint verständlich, wenn man bedenkt, dass beispielsweise eine Herzinsuffizienz, die mit einer RV-Dysfunktion, also mit einer niedrigen TAPSE einhergeht, gleichzeitig auch, wie in der Literatur erwähnt (2), mit niedrigen TD-Mk-e-Werten verbunden ist. Warum diese Beziehung nur für die TAPSE und die e-Welle des Mitralklappenannulus, nicht aber für die vorangehend beschriebene transmitrale E-Welle besteht, bleibt unklar.

Die Geschwindigkeit der TD-Mk-a-Welle lag im Normbereich (Referenzwert: 8,5 cm/s (41)). Dass auch bezüglich der a-Welle des Mitralklappenringes die LAE-Patienten die höchsten Werte haben, erstaunt angesichts der obigen Ausführungen nicht. Die DCM-Patienten haben im Vergleich zu den Kontrollen signifikant verminderte Werte. Dieser Befund könnte auf den Myokardumbau im Rahmen der DCM zurückzuführen sein, der die Kontraktion des Vorhofes erschwert und somit Geschwindigkeit der a-Welle herabsetzt. In der Literatur liegt hinsichtlich dieses Parameters nur eine Tierversuchsstudie vor (70), die allerdings ebenfalls von einer Verringerung der TD-Mk-a-Welle bei DCM berichtet. TD-Mk-a septal gemessen korrelierte mit der TAPSE stärker als das lateral gemessene TD-Mk-a, was die gleichen Gründe haben kann wie die oben erläuterten

4. Diskussion

Unterschiede zwischen septal und lateral gemessenem TD-Mk-e und ihrer Korrelation mit der TAPSE.

Die Abschätzung des linksventrikulären enddiastolischen Druckes (LVEDP (96)) mit Hilfe des Quotienten aus transmitraler Flussgeschwindigkeit und Geschwindigkeit der Mitralklappe (PW-Mk-E/TD-Mk-e) ergab einen Mittelwert, der mit 10,3 mmHg noch im Normbereich lag. Für die DCM-Patienten war dieser Wert am höchsten, und von Fruhwald et al. (30) ist beschrieben, dass ein hoher LVEDP bei Patienten mit dilatativer Kardiomyopathie mit einer schlechten Prognose verbunden ist. Die LAE-Patienten hatten neben den Kontrollen als einzige Studiengruppe keine Erhöhung des linksventrikulären Druckes. Da es sich bei diesen Patienten nur um eine akute Druckerhöhung im kleinen Kreislauf handelt und der linke Ventrikel davon nicht betroffen ist, bleibt der Druck in der linken Kammer so niedrig wie bei den Kontrollpatienten. Eine schwache Korrelation zwischen TAPSE und LVEDP konnte gefunden werden - es ist leicht nachvollziehbar, dass der erhöhte LVEDP durch eine schlechte LV-Pumpfunktion bedingt und im Rahmen einer biventrikulären Herzinsuffizienz gleichzeitig mit einer verschlechterten RV-Funktion assoziiert ist. Um eine stärkere Korrelation festzustellen, hätten möglicherweise Patienten mit höheren LVEDP-Werten eingeschlossen müssen. Auch wenn die DCM-Patienten mit 12,6 mmHg deutlich über den Kontrollwerten liegen, ist der Druck verglichen mit anderen Studien nicht sehr stark erhöht, dort wird erst ab 22 mmHg mit einer deutlich schlechteren Prognose gerechnet (30).

Der Parameter TD-Mk-s, die systolische Geschwindigkeit des Mitralklappenringes, war mit 7,1 cm/s septal niedriger als lateral (dort 8,9 cm/s). Alam et al. (3) beschreiben ebenfalls, dass septal die Mitralklappenannulusauslenkungsgeschwindigkeit am niedrigsten ist. Unsere Werte liegen wie die bereits beschriebenen Tissue-Doppler-Parameter unter dem Literaturwert (9,3 cm/s (2)), allerdings wird eine schlechte Prognose von Yu et al. (96) erst für Werte berichtet, die kleiner sind als 3 cm/s. Angesichts der Standardabweichung von 2,2 cm/s gab es in dieser Studie wenige Patienten, deren TD-Mk-s-Geschwindigkeit unter 3 cm/s lag. Septal unterschieden sich nur die DCM-Patienten in Dunnett's Test von den Kontrollen, lateral außerdem die ICMP-Patienten. Bei beiden Studienkollektiven kommt als Erklärung für die niedrigen Mitralklappenannulusauslenkungsgeschwindigkeiten der fibrotische Umbau des Herzmuskelgewebes in Frage (18), (5) der die Kontraktion des Ventrikels behindert und somit die Auslenkungseschwindigkeit des Mitralklappenannulus senkt. Die Korrelation zwischen TAPSE und TD-Mk-s könnte darauf beruhen, dass bei Patienten mit verringerter LV-Funktion (also auch erniedrigtem TD-Mk-s) oft die RV-Funktion ebenfalls betroffen ist (46), (76), also z.B. niedrige TD-Mk-s - Geschwindigkeiten mit niedrigen TAPSE-Werten verbunden sind.

In dieser Studie wurde mittels t-Test ein signifikanter Unterschied zwischen den TAPSE-Werten von Patienten mit Mitralklappeninsuffizienz und ohne Mitralklappeninsuffizi-

4. Diskussion

enz ermittelt und außerdem konnte eine negative Korrelation zwischen TAPSE und dem Vorliegen einer Mitralklappeninsuffizienz festgestellt werden. Diese Ergebnisse bestätigen ein weiteres Mal unsere These, dass die TAPSE als zuverlässiger Globalparameter einsetzbar ist. In der Literatur gibt es ebenfalls Hinweise darauf, dass der Schweregrad einer Mitralklappeninsuffizienz negativ mit der RV-EF korreliert (82). Für eine Mitralkommissurotomie ist ein Zusammenhang mit der rechtsventrikulären Funktion beschrieben: Sofort nach erfolgreicher Mitralklappenkommissurotomie bessert sich die globale RV-Funktion (20). Desweiteren wird bei Patienten mit DCM, die eine neue Mitralklappe eingesetzt bekommen sollen, die TAPSE zur Prognoseabschätzung gemessen (60).

Unseren Ergebnissen nach war die TAPSE mit einer RCA-Stenose signifikant negativ korreliert, mit einer Stenose der LAD oder LCX hingegen nicht. In der Literatur ist zu finden, dass sowohl bei einem Hinterwandinfarkt (Verschluss der RCA) mit einer verminderten TAPSE zu rechnen ist, als auch bei einem Vorderwandinfarkt (also ein vollständiger Verschluss der LAD, (1), (43), (6)). Diese scheinbare Diskrepanz zwischen den Ergebnissen dieser Studie und der Literatur könnte dadurch bedingt sein, dass eine RCA-Stenose eine Hypoxie des rechtsventrikulären Myokards verursacht und damit eine Verminderung der TAPSE bewirkt. Eine LAD- bzw. LCX-Stenose bewirkt per se zunächst keine Hypoxie des rechten Ventrikels, so dass erst im Rahmen eines Myokardinfarktes und damit verbundener akuter, massiver Hypoxie eine LV-Dysfunktion und konsekutiv eine RV-Dysfunktion mit erniedrigter TAPSE entsteht.

4.4 Zusammenhänge zwischen TAPSE, kardiovaskulären Risikofaktoren und klinischen Parametern

Bezüglich der kardiovaskulären Risikofaktoren konnte in dieser Arbeit ein bisher noch nicht beschriebener Zusammenhang gezeigt werden: Lag ein Hypertonus vor, so war die TAPSE durchschnittlich 5 mm geringer als bei normotonen Patienten. Dieses Teilergebnis ist ein weiteres Indiz dafür, wie schädigend sich ein arterieller Hypertonus auf die Herz-Kreislaufsituation auswirkt (33). Ein arterieller Hypertonus kann auf Grund der erhöhten Nachlast die Entwicklung einer LV- und RV-Dysfunktion beschleunigen („Hypertensives Herz",(13), (66),(67)). In der Studie von Cicala et al. (13) wurde kein Zusammenhang zwischen der TAPSE und dem Vorliegen eines Hypertonus festgestellt. Allerdings handelte es sich bei dem Studienkollektiv um eine relativ kleine Gruppe (30 Hypertonus-Patienten versus 135 in der vorliegenden Promotionsschrift) und die Einschlusskriterien ließen keine Patienten mit einem NYHA-Stadium von III oder IV zu, so dass Patienten mit schwerer Herzinsuffizienz, die auch auf langjährigem arteri-

4. Diskussion

ellen Hypertonus beruhen kann, von vornherein ausgeschlossen wurden. Es ergab sich kein signifikanter Zusammenhang zwischen der Einnahme von Statinen (=Lipidsenker) und der TAPSE, und den Ergebnissen nach standen Nikotinabusus und Diabetes nicht mit einer Verschlechterung der TAPSE in Zusammenhang, obwohl auch diese beiden Faktoren das Risiko für eine kardiovaskuläre Krankheit erhöhen (53), (95). Um einen signifikanten Zusammenhang zwischen TAPSE und diesen Risikofaktoren zu zeigen, müsste möglicherweise eine höhere Anzahl von Patienten mit Diabetes und Nikotinabusus eingeschlossen werden.

Zwischen dem Vorliegen von Dyspnoe und der TAPSE fand sich eine negative Korrelation. Respiratorische Partial-/Globalinsuffizienz war allerdings nicht mit der TAPSE korreliert. Diese Ergebnisse scheinen sich zunächst zu widersprechen. Ein erniedrigter O_2-Partialdruck, also eine Hypoxie, bewirkt eine Vasokonstriktion in der Lunge, so dass die Nachlast des rechten Ventrikels steigt (68). Es wäre zu erwarten, dass der rechte Ventrikel auf Grund der Druckbelastung schlechter pumpt und deswegen die TAPSE abnimmt. Dass in der Praxis Hypoxie nicht zwangsläufig mit einer Erniedrigung der TAPSE einhergeht, beschreiben bereits Oliver et al. (69) und Huez et al. (41). Huez et al. fanden unter Hypoxie im rechten Ventrikel nur diastolische Veränderungen (z. B. den Quotienten E/A an der Trikuspidalklappe), keine systolischen Veränderungen. Warum das so ist, ist bisher nicht geklärt. Bei den genannten Studien (69), (41) handelt es sich ebenfalls um echokardiographische Studien. Es wird diskutiert, dass zwar systolische Veränderungen im rechten Ventrikel stattfinden, die Echokardiographie aber möglicherweise nicht sensitiv genug ist, diese zu detektieren. Die vom Patienten empfundene Dyspnoe geht aber mit einer schlechteren TAPSE einher, so wie auch der schlechtere Gesundheitszustand mit einer niedrigen TAPSE korreliert ist. Diese Beobachtung passt zu der Erkenntnis, dass zur Verlaufsbeurteilung einer pulmonalarteriellen Hypertonie der 6-Minuten-Gehtest, der ja auch von der Dyspnoe des Patienten beeinflusst wird, sehr sensitiv ist (16). Es wäre denkbar, dass die Dyspnoe erst dann auftritt, wenn die Hypoxie nicht mehr durch physiologische Mechanismen kompensierbar ist und die rechtsventrikuläre Funktion bereits herabgesetzt ist. Nicht nur bezüglich der vom Patienten empfundenen Dyspnoe, sondern auch hinsichtlich dem Vorliegen von Beinödemen zeigen unsere Ergebnisse einen Zusammenhang mit der TAPSE: Das Vorliegen von Beinödemen korreliert mit einer erniedrigten TAPSE. In rund 40% der Fälle ist die Ursache von Beinödemen ein pulmonaler Hypertonus (8), der zu einer verminderten TAPSE führen kann. Eine weitere große Gruppe von Patienten mit Beinödemen leidet an chronischer venöser Insuffizienz (8), (24), welche primär durch eine Behinderung des venösen Abflusses der Beinvenen verursacht wird, aber durch eine Rechtsherzinsuffizienz, die wiederum mit einer erniedrigten TAPSE einhergeht, noch verschlimmert werden kann. Da also Beinödeme oft mit einer kardiologischen Grunderkrankung einhergehen, erstaunt es nicht, dass eine negative Korrelation zwischen Beinödemen und

4. Diskussion

TAPSE besteht, und dieses Ergebnis unterstreicht ein weiteres Mal die klinische Relevanz der TAPSE. Die Ergebnisse zeigen keinen Zusammenhang zwischen der TAPSE und einer Angina pectoris - Symptomatik. Bei Angina pectoris handelt es sich um ein Symptom, dass auch auf extrakardialen Ursachen beruhen kann (z.b. Erkrankungen des Ösophagus (15)), so dass die Spezifität des Merkmals „Angina pectoris" für kardiale Erkrankungen begrenzt ist.

4.5 Zusammenhänge zwischen TAPSE und EKG-Parametern der rechtsventrikulären Belastung

Die vorliegenden Ergebnisse weisen auf einen signifikanten Zusammenhang zwischen der TAPSE und dem Vorliegen eines Sinusrhythmuses (SR) hin - dadurch, dass in dieser Studie sowohl Patienten mit als auch ohne im EKG vorliegenden Sinusrhythmus (SR) eingeschlossen wurden, ließen sich erstmals Korrelationen zwischen TAPSE und SR zeigen: Das Vorliegen eines Sinusrhythmus korrelierte positiv mit der TAPSE. Bei Sinusrhythmus war die TAPSE durchschnittlich 5,2 mm größer als bei Patienten ohne SR, was sich bereits darin angedeutet hatte, dass Patienten mit Vorhofflimmern die zweitkleinsten TAPSE-Werte aller Subgruppen hatten. Dass ein Herz, das sich im Sinusrhythmus kontrahiert, eine größere TAPSE hat als ein Herz mit Vorhofflimmern, könnte daran liegen, dass bei VHF die Herzfrequenz vergleichsweise höher ist als im Sinusrhythmus (Mittelwert Herzfrequenz der Patienten mit VHF: 85/min; Herzfrequenz der Kontrollpatienten: durchschnittlich 66/min). Eine höhere Herzfrequenz bedeutet gleichzeitig, dass die diastolische Füllungszeit abnimmt, so dass die Ventrikel weniger gut gefüllt sind und dementsprechend der rechte Ventrikel seine Pumpfunktion nur ungenügend ausüben kann, was sich wiederum in einer geringeren TAPSE niederschlägt. Zu diesen Überlegungen passen die Beobachtungen, dass sich bei Patienten mit Vorhofflimmern nach Wiederherstellung des Sinusrhythmus die ventrikuläre Funktion stark verbessert (4). Umgekehrt sinkt schon bei paroxysmalem Vorhofflimmern die rechts- und linksventrikuläre Funktion deutlich (97). Hinzu kommt, dass VHF in vielen Fällen durch eine kardiovaskuläre Grunderkrankung verursacht wird (18), in diesem Fall handelt es sich um „sekundäres Vorhofflimmern". Primäres Vorhofflimmern kommt ebenfalls vor, allerdings sehr viel seltener (in unserer Studie hatten 14% der VHF-Patienten ein primäres VHF, was dem Literaturwert entspricht (39)). Langfristig führt VHF zu Linksherzinsuffizienz (39), aber eine Linksherzinsuffizienz kann auch der Grund für VHF sein, so dass in einigen Fällen schwer abgrenzbar ist, ob es sich um primäres oder sekundäres VHF handelt.

Rechtsventrikuläre Hypertrophie mit Volumenbelastung des rechten Ventrikels ist oft

4. Diskussion

mit einem inkompletten oder kompletten Rechtsschenkelblock im EKG verbunden (18), und Erkrankungen mit RV-Belastung, z.B. die pulmonalarterielle Hypertonie, können zu einer Verlängerung des QRS-Komplexes führen (55). Allerdings finden sich auch inkomplette und komplette RSB ohne Hinweis auf das Vorliegen einer strukturellen Herzerkrankung (idiopathischer RSB). Zwischen den Patienten ohne und denen mit Rechtsschenkelblock gab es aber im Hinblick auf die TAPSE keine signifikanten Unterschiede, was an der geringen Spezifität des RSB für pathologische kardiopulmonale Veränderungen liegen könnte. Verglich man hingegen die TAPSE aller Patienten mit einer Reizleitungsstörung im EKG (also auch Linksschenkelblock oder linksanteriorer Hemiblock) ließ sich im Vergleich zu den Patienten ohne Leitungsblockierung eine signifikant niedrigere TAPSE feststellen. Dieses Ergebnis passt zu den Beobachtungen von Gupta et al. (35), die herausfanden, dass die TAPSE von allen RV-Parametern der beste prädiktive Parameter ist, um eine linksventrikuläre Dyssynchronie zu prognostizieren. Eine Reizleitungsstörung bewirkt in vielen Fällen eine intra- und interventrikuläre Dyssynchronie, welche wiederum eine Einschränkung der systolischen Funktion zur Folge hat ((74), (19)). Um dieses zu verhindern, werden biventrikuläre Schrittmacher implantiert, so dass sich die Dyssynchronie verringert und die systolische Funktion wieder verbessert. Das Vorliegen eines kompletten Linksschenkelblockes weist außerdem meistens auf eine kardiale Erkrankung hin (73) und kann deswegen auch als prognostischer Marker eingesetzt werden (14), weshalb bei Patienten mit LSB insgesamt die Herzfunktion eingeschränkt ist und damit auch eine schlechtere RV-Funktion vorliegt als bei Patienten, bei denen im EKG „nur" ein Rechtsschenkelblock zu sehen ist.

4.6 Ist die TAPSE als Prognoseparameter geeignet?

Im Rahmen der Follow-Up-Studie wurde zunächst der im klinischen Alltag zur Zeit am häufigsten angewandte Parameter zur Abschätzung einer rechtsventrikulären Belastung, der systolische pulmonalarterielle Druck (PAP), untersucht. Die Ergebnisse zeigten, dass, wenn man den PAP als Prognoseparameter wählt, ein Wert, der im klinischen Alltag als mäßig erhöht gilt (30 - 50 mmHg + zentralvenöser Druck), kaum mit einer höheren Mortalität einher geht. Zur Differenzierung zwischen guter und ungünstiger Prognose muss man stattdessen einen Wert > 50 mmHg wählen. Eingangs waren die pathophysiologischen Mechanismen beschrieben worden, die den PAP zu einem schlechteren Prognoseparameter als die TAPSE machen: Zunächst steigt bei einer RV-Belastung der PAP, bei sehr starker Belastung sinkt er wieder, weil die systolische RV-Funktion progredient abnimmt und begleitend die Koronarperfusion via rechte Koronararterie sinkt (94). Als bestes Beispiel dient die akute LAE mit einem nur gering erhöhten PAP, dilatiertem RV und massiv herabgesetzter TAPSE. Ein niedriger PAP kann also zweierlei bedeuten: Entweder ein gesunder oder ein dekompensierter RV.

4. Diskussion

Wie schon erwähnt, befanden sich von unseren Patienten mit erhöhtem PAP relativ wenige im Stadium der Dekompensation, so dass dieser Nachteil des PAPs kaum zum Tragen kommt, der PAP also bei unserem Kollektiv einen fast genauso guten Parameter darstellt wie die TAPSE (sofern man einen PAP-Grenzwert > 50 mmHg wählt). Bezüglich der TAPSE zeigte die Follow-Up-Studie, dass Patienten mit kleiner TAPSE eine höhere Mortalität hatten als Patienten mit großer TAPSE - die TAPSE ist also grundsätzlich als Prognoseparameter geeignet. Von den unterschiedlichen bereits in der Literatur vorgeschlagenen Grenzwerten für die TAPSE - beispielsweise 12 mm bei Herbert et al. (38), 14 mm bei Ghio et al. (32), 17 mm bei Tamborini et al. (86) und bei Forfia et al.(28) 18 mm - erwies sich unseren Ergebnisssen nach ein Wert von 18 mm als bester Cutoff, um zwischen Patienten mit guter oder ungünstiger Prognose zu differenzieren. Forfia et al.(28) postulierten, dass ab einer TAPSE < 18 mm pro 1 mm Abnahme mit einem um 17 % höheren Sterblichkeitsrisiko zu rechnen sei. Dieses Ergebnis bezieht sich allerdings lediglich auf Patienten mit pulmonalarteriellem Hypertonus, für das in dieser Studie untersuchte, gemischte Patientenkollektiv muss diese Aussage nicht zwangsläufig auch zutreffen. Wären Forfias Ergebnisse uneingeschränkt auf das von uns untersuchte Patientenkollektiv übertragbar, müsste im Kaplan-Meier-Plot die Kurve für einen Cutoff von 14 mm deutlich steiler abfallen als für einen Cutoff von 18 mm, was allerdings nicht der Fall ist (Vgl. Abb. 3.37). Sicherlich hängt die Wahl des Normwertes auch mit dem Patientenkollektiv zusammen: Liegen schnell voranschreitende Herzerkrankungen (wie z.B. die DCM vor), kann die TAPSE innerhalb kurzer Zeit abnehmen und von einem von anderen Autoren noch als stabil eingestuften Wert schnell bei einem sehr niedrigen Wert ankommen. Als Routineparameter sollte man bei einer TAPSE < 18 mm an eine ventrikuläre Dysfunktion denken und versuchen, durch entsprechende Therapiemaßnahmen die hohe Mortalität, die mit der Unterschreitung des Grenzwertes einhergeht, zu senken.

Schlüsselabbildung zur Überlegung, inwiefern die TAPSE als Prognoseparameter geeignet ist, ist Tab. 3.3. Dieser ist zu entnehmen, dass die TAPSE in jedem Fall besser als Prognoseabschätzung geeignet ist als der PAP - der positive prädiktive Wert der TAPSE liegt bei 0,42, der des PAPs hingegen nur bei 0,33, was bedeutet, dass nur Drittel der Patienten mit einem pathologischen PAP versterben, wohingegen bei einer pathologischen TAPSE fast die Hälfte der Patienten innerhalb eines Jahres versterben. Aber noch eine weitere spannende Aussage lässt sich machen: Der abgeleitete Parameter TAPSE/Herzfrequenz (HR) übertrifft in seiner prognostischen Wertigkeit sowohl den PAP als auch die TAPSE - hier verstarben fast 60% der Patienten mit einem Wert außerhalb des Normbereiches. Und auch der negative prädiktive Wert ist sehr zufriedenstellend: 90% der Patienten mit normwertigem TAPSE/HR - Quotienten, überlebten die nächsten 12 Monate. Der Vergleich der Kaplan-Meier-Plot-Kurven für TAPSE/HR bot eine höhere Signifikanz als die TAPSE. Allein durch die Einbeziehung

4. Diskussion

des Faktors „Herzfrequenz" scheint die Prognoseabschätzung genauer zu gelingen als nur mit der TAPSE. Bei Patienten mit höherer Herzfrequenz ist der Quotient TAPSE/Herzfrequenz niedriger als bei Patienten, deren Herz langsamer schlägt. Eine Tachykardie kann zahlreiche Ursachen haben, von denen viele im extrakardialen Bereich liegen (Hyperthyreose, Fieber, Hypovolämie etc.(83)). Viele davon können die Prognose eines Patienten verschlechtern, so dass es verständlich erscheint, dass die Einbeziehung der Herzfrequenz die Prognose genauer wiedergibt. Diese Überlegung wird von der Abbildung 3.42 untermauert: In der Gruppe mit pathologischem TAPSE/HR - Quotienten verstarben im Verlauf des Follow-Up 56%, in der Gruppe mit pathologischer TAPSE nur 43%. Zur genaueren Erforschung der Qualität des Prognoseparameters TAPSE/Herzfrequenz müssten weitere Studien durchgeführt werden. Andere von der TAPSE abgeleitete Parameter boten keine höhere Sensitivität und Spezifität bezüglich der Prognose (TAPSE-Slope, Time-To-TAPSE, TAPSE/LVIDd und TAPSE/Pk-Ejecttime).

Die Tabelle 3.3 zeigt, dass den niedrigsten positiven prädiktiven Wert der systolische Durchmesser des rechten Ventrikels aufwies, was mit der bereits oben beschriebenen schlechten echokardiographischen Erfassung dieses Parameters zusammenhängen kann. Der PAP hatte den niedrigsten negativen prädiktiven Wert: Nur 64% der Patienten, die einen normwertigen PAP hatten, überlebten. Dieses Ergebnis deckt sich mit der bereits beschriebenen Tatsache, dass ein niedriger PAP sowohl für ein gesundes als auch für ein dekompensiertes Herz stehen kann.

Eine Veränderung in der Medikation korrelierte bei den Follow-Up-Patienten nicht mit bestimmten TAPSE-Werten. Dass sich die TAPSE-Werte von Patienten, die innerhalb von 12 Monaten nach der echokardiographischen Untersuchung erneut ins Krankenhaus mussten, nicht von den TAPSE-Werten der Patienten unterscheidet, die nicht nochmal ins Krankenhaus mussten, liegt sicherlich daran, dass nur bei 3 der erneuten Krankenhauseinweisungen eine Herzerkrankung die Ursache war. Der nachgewiesene Zusammenhang zwischen NYHA-Stadium und TAPSE unterstreicht nochmals die bisherigen Ergebnisse: Die Einteilung in ein NYHA-Stadium erfolgte gemäß den im Kapitel Material und Methoden erläuterten Prinzipien der New York Heart Association. Angesichts der bereits beschriebenen Zusammenhänge zwischen TAPSE und diverser RV- und LV-Parameter erstaunt es nicht, dass bei Patienten, die sich in einem höheren NYHA-Stadium befinden, also eine schlechtere kardiale Belastbarkeit haben, auch die TAPSE dementsprechend gering ist. Abschließend konnte gezeigt werden, dass Patienten mit niedrigerer TAPSE auch selbst ihren Gesundheitszustand negativer einstuften als Patienten mit höherer TAPSE. Sicherlich spielen bei dieser Einschätzung auch die Zusammenhänge zwischen NYHA-Stadium und TAPSE eine Rolle: Bessere körperliche Belastbarkeit (=niedriges NYHA-Stadium) ist selbstverständlich mit höherer Lebensqualität verbunden und bewirkt dementsprechend eine positivere Einschätzung des

4. Diskussion

Gesundheitszustandes als eine mit niedriger TAPSE verbundene geringe körperliche Belastbarkeit.

5 Zusammenfassung

Die vorliegende Studie bildet den neuen Echokardiographie-Parameter des rechten Herzens, die TAPSE und ihre Beziehung zu klinischen und anderen echokardiographischen Merkmalen der untersuchten 245 Patienten umfassend ab. Das Besondere an diesem Studiendesign war, dass das „Routinepatientenklientel" eines Echokardiographielabors untersucht wurde und somit Patienten, die in bisher veröffentlichten Studien ausgeschlossen wurden (z.B. Patienten mit VHF oder Klappenvitien), eingeschlossen wurden. Die hier dargestellten Ergebnisse lassen sich deswegen gut auf die Patienten anwenden, die einem in der täglichen Praxis begegnen. Zu den Kernaussagen dieser Studie gehört, dass sich verschiedene Parameter wie erhöhtes Alter, Vorliegen eines arteriellen Hypertonus, Vorliegen von Dyspnoe und Beinödemen, Reizleitungsstörungen und Fehlen eines Sinusrhythmus im EKG, eine nicht-atemvariable Vena cava inferior, eine Trikuspidal- oder Mitralklappeninsuffizienz sowie eine Stenose der rechten Koronararterie negativ auf die TAPSE auswirkten. Von diesen Merkmalen beeinflusste eine Stenose der rechten Koronararterie, die im EKG sichtbare ventrikuläre Reizleitungsstörung und der fehlende Sinusrhythmus die TAPSE am stärksten. Keinen Einfluss auf die TAPSE hatten Geschlecht, Nikotinabusus, Einnahme von Lipidsenkern (Statine), Diabetes mellitus, Angina pectoris-Symptomatik, ein positiver Sokolow-Index oder eine Stenose der linken Koronargefäße.

Von allen untersuchten Patienten hatten diejenigen mit dilatativer Kardiomyopathie die niedrigsten TAPSE-Werte.

Bezüglich der Zusammenhänge zwischen TAPSE und weiteren Parametern der RV-Funktion zeigte sich, dass die TAPSE mit vielen anderen echokardiographischen RV-Parametern schwach, mit der systolischen Geschwindigkeit des Trikuspidalklappenringes jedoch am stärksten korrelierte. Erstaunlicherweise fand sich nur eine sehr schwache Beziehung zwischen TAPSE und dem TEI-Index, einem in der Literatur oft verwendeten Parameter zur Beurteilung der RV-Funktion. Auch mit dem üblicherweise zur Evaluation der rechtsventrikulären Funktion verwendeten Parameter, dem pulmonalarteriellen Druck, korrelierte die TAPSE nur mäßig.

Für die Echoparameter der LV-Funktion fanden sich spezifisch die systolische Funktion betreffende Korrelationen zur TAPSE. Allerdings ließen sich nur schwache Korrelationen zwischen TAPSE und linksventrikuläre Ejektionsfraktion, systolischer linksventrikulärer Durchmesser, Durchmesser des linken Vorhofs, Geschwindigkeit des Mi-

5. Zusammenfassung

tralklappenringes und des transmitralen Blutflusses finden. Die Beziehung zwischen TAPSE und septal gemessener, systolischer Geschwindigkeit des Mitralklappenringes war am offensichtlichsten. Es fanden sich keine Assoziationen zwischen TAPSE und diastolischen, linksventrikulären Funktionsparametern im Echo.

Die Ergebnisse der Follow-up-Studie zeigten, dass die TAPSE ein besserer Prognoseparameter war als der oftmals verwendete systolisch gemessene PAP über 30 mmHg + zentralen Venendruck. Ab einer TAPSE unter 18 mm musste mit einer erhöhten Mortalität gerechnet werden. Als von der TAPSE abgeleiteter Parameter könnte der Quotient TAPSE/Herzfrequenz die Prognose noch genauer angeben. Diese Vermutung müsste in weiteren Studien bestätigt werden. Im Follow-up wurde außerdem deutlich, dass auch die subjektive Einschätzung des Gesundheitszustandes der Patienten mit der TAPSE korreliert.

Die TAPSE ist also ein globaler Herzparameter, der von vielen klinischen Merkmalen beeinflusst wird, mit zahlreichen anderen rechts- und linksventrikulären Echokardiographie-Parametern in Zusammenhang steht und als Prognoseparameter zuverlässig einsetzbar ist.

6 Literatur

[1] O. Akdemir, M. Yildiz, H. Surucu, B. Dagdeviren, O. Erdogan, G. Ozbay. *Right ventricular function in patients with acute anterior myocardial infarction: tissue Doppler echocardiographic approach.* Acta Cardiol, 57 (6), 399 – 405, 2002.

[2] M. Alam, J. Wardell, E. Andersson, R. Nordlander, B. A. Samad. *Assessment of left ventricular function using mitral annular velocities in patients with congestive heart failure with or without the presence of significant mitral regurgitation.* J Am Soc Echocardiogr, 16 (3), 240 – 245, 2003.

[3] M. Alam, J. Wardell, E. Andersson, B. A. Samad, R. Nordlander. *Characterstics of Mitral and Tricuspid Annular Velocities Determined by Pulsed Wave Doppler Tissue Imaging in Healthy Subjects.* J Am Soc Echocardiogr, 12 (8), 618 – 628, 1999.

[4] A. Albaage, G. Kennebäck, J. Linden, H. Berglund. *Improved neurohormonal markers of ventricular function after restoring sinus rhythm by the Maze procedure.* Ann Thorac Surg, 75, 790 – 795, 2003.

[5] J. J. Bax, A. F. Schinkel, E. Boersma, A. Elhendy, V. Rizzello, A. Maat, J. R. Roelandt, E. E. van der Wall, D. Poldermans. *Extensive left ventricular remodeling does not allow viable myocardium to improve in left ventricular ejection fraction after revascularization and is associated with worse long-term prognosis.* Circulation, 110 (11 Suppl 1), II 18 – 22, 2004.

[6] A. Bishop, P. White, P. Groves, R. Chaturvedi, C. Brookes, A. Redington, P. Oldershaw. *Right Ventricular dysfunction during coronary artery occlusion: pressure-volume analysis using conductance catheters during coronary angioplasty.* Heart, 78, 480 – 487, 1997.

[7] D. G. Blanchard, P. J. Malouf, S. V. Gurudevan, W. R. Auger, M. M. Madani, P. Thistlethwaite, T. J. Waltman, L. B. Daniels, A. B. Raisinghani, A. N. DeMaria. *Utility of right ventricular TEI index in the noninvasive evaluation of chronic thromboembolic pulmonary hypertension before and after pulmonary thrombendarterectomy.* JACC Cardiovasc Imaging, 2 (2), 143 – 149, 2009.

6. Literatur

[8] R. P. Blankfield, R. S. Finkelhor, J. Alexander, S. A. Flocke, J. Maiocco, M. Goodwin, S. J. Zyzanski. *Etiology and diagnosis of bilateral leg edema in primary care.* Am J Med, 105, 192 – 197, 1998.

[9] T. Borrowman, R. Love, J. Mason. *Dilated Cardiomyopathy.* Chest, 115, 569 – 571, 1999.

[10] C. Campana, M. Pasotti, L. Monti, M. Revera, A. Serio, L. Nespoli, G. Magrini, L. Scelsi, S. Ghio, L. Tavazzi. *The evaluation of right ventricular performance in different clinical models of heart failure.* Eur Heart J, 6 (Supplement F), F61 – F67, 2004.

[11] Y. H. Chan. *Biostatistics 201: Linear Regression Analysis.* Singapore Med J, 45 (2), 55 – 61, 2004.

[12] A. Chrustowicz, G. Simonis, K. Matschke, R. H. Strasser, A. Gackowski. *Right ventricular dilation predicts survival after mitral valve repair in patients with impaired left ventricular systolic function.* Eur J Echocardiogr, S. Elektronische Veröffentlichung, 2008.

[13] S. Cicala, M. Galderisi, P. Caso, A. Petrocelli, A. D'Errico, O. de Devitiis, R. Calabro. *Right Ventricular Diastolic Dysfunction in Arterial Systemic Hypertension: Analysis by Pulsed Tissue Doppler.* Eur J Echocardiogr, 3, 135 – 142, 2002.

[14] R. Citro, A. D'Andrea, M. M. Patella, V. Ducceschi, G. Provenza, G. D. Luca, R. Calabro, G. Gregorio. *Prognostic value of tissue Doppler-derived ventricular asynchrony in patients with left bundle branch block but not advanced heart failure.* J Cardiovasc Med (Hagerstown), 8 (8), 568 – 574, 2007.

[15] S. M. Colgan, P. M. Schofield, P. J. Whorwell, D. H. Bennett, N. H. Brooks, P. E. Jones. *Angina-like chest pain: a joint medical and psychiatric investigation.* Postgrad Med J, 64 (756), 743 – 746, 1988.

[16] H. R. Collard, K. J. Anstrom, M. I. Schwarz, D. A. Zisman. *Sildenafil Improves Walk Distance in Idiopathic Pulmonary Fibrosis.* Chest, 131 (3), 897 – 899, 2007.

[17] B. Dagdeviren, M. Eren, S. Gorgulu, O. Soylu, N. Ozer, A. Yildrim, T. Tezel. *Value of tissue Doppler Imaging in the determination of the right ventricular systolic function.* Anadolu Kardiyol Derg, 1 (2), 85 – 89, 2001.

[18] M. Dietel, N. Suttorp, M. Zeitz, D. C. Kasper, E. Braunwald, A. S. Fauci, S. L. Hauser, D. L. Longo, J. L. Jameson. *Harrisons Innere Medizin Band 1.* ABW Wissenschaftsverlag, 16. Aufl., 2005.

6. Literatur

[19] J. Dou, L. Xia, Y. Zhang, G. Shou, Q. Wei, F. Liu, S. Crozier. *Mechanical analysis of congestive heart failure caused by bundle branch block based on an electronechanical canine heart model.* Phys Med Biol, 54 (2), 353 – 371, 2009.

[20] A. Drighil, A. Bennis, J. W. Mathewson, P. Lancelotti, P. Rocha. *Immediate impact of successful percutaneous mitral valve commissurotomy on right ventricular function.* Eur J Echocardiogr, 9 (4), 536 – 541, 2008.

[21] A. Drighil, J. E. Madias, J. W. Mathewson, H. E. Mosalami, N. E. B. N, B. Ramdani, A. Bennis. *Haemodialysis: effects of acute decrease in preload on tissue Doppler imaging indices of systolic and diastolic function of the left and right ventricles.* Eur J Echocardiogr, 9(4), 530 – 535, 2008.

[22] M. Düzenli, K. Ozdemir, A. Sokmen, A. Soylu, N. Aygul, K. Gezginc, M. Tokac. *Effects of Menopause on the Myocardial Velocities and Myocardial Performance Index.* Circ J, 71, 1728 – 1733, 2007.

[23] S. K. Dwivedi, S. Bansal, A. Puri, M. K. Makharia, V. S. Narain, R. K. Saran, M. Hasan, V. K. Puri. *Diastolic and systolic right ventricular dysfunction precedes left ventricular dysfunction in patients paced from right ventricular apex.* Indian Pacing Electrophysiol J, 117, 142 – 152, 2008.

[24] J. W. Ely, J. A. Osheroff, M. L. Chambliss, M. H. Ebell. *Approach to Leg Edema of Unclear Etiology.* J Am Board Fam Med, 2006.

[25] Y. Enson. *Pulmonary Heart Disease: Relation Of Pulmonary Hypertension To Abnormal Lungstructure And Function.* Bull N Y Acad Med, 53, 551 – 566, 1977.

[26] M. E. Field, S. D. Solomon, E. F. Lewis, D. B. Kramer, K. L. Baughman, L. W. Stevenson, U. B. Tedrow. *Right ventricular dysfunction and adverse outcome in patients with advanced heart failure.* J Card Fail, 12 (8), 612 – 620, 2006.

[27] F. Flachskampf. *Kursbuch Echokardiographie.* Thieme, 2. Aufl., 2004.

[28] P. Forfia, M. Fisher, S. Mathai, T. Housten-Harris, A. Hemnes, B. Borlaug, E. Chamera, M. Correti, F. Champion, T. Abraham, R. Girgis, P. Hassoun. *Tricuspid Annular Displacement Predicts Survival in Pulmonary Hypertension.* Am J Respir Crit Care Med, 174, 1034 – 1041, 2006.

[29] G. S. Francis, A. D. Hagan, P. Hart. *Echocardiographic criteria of normal left atrial size in adults.* Cathet Cardiovasc Diagn, 2 (1), 69 – 75, 1976.

[30] F. M. Fruhwald, J. Dusleag, B. Eber, S. Fruhwald, R. Zweiker, W. Klein. *Long-term outcome and prognostic factors in dilated cardiomyopathy. Preliminary results.* Angiology, 45 (9), 763 – 770, 1994.

6. Literatur

[31] V. Fuster, B. Gersh, E. Giulani, A. Tajik, R. Brandenburg, R. Frye. *The natural history of idiopathic dilated cardiomyopathy.* Am J Cardiol, 47, 525 – 531, 1981.

[32] S. Ghio, F. Recusani, C. Klersy, R. Sebastini, M. L. Laudisa, C. Campana, A. Gavazzi, L. Tavazzi. *Prognostic usefulness of the tricuspid annular plane systolic excursion in patients with congestive heart failure secondary to idiopathic or ischemic dilated cardiomyopathy.* Am J Cardiol, 85 (7), 837 – 842, 2000.

[33] H. Gohlke, C. Albus, G. Bönner, D. Gysan, W. Kübler, G. Sauer, S. Silber, J. Thiery. *Leitlinie Risikoadjustierte Prävention von Herz- und Kreislauferkrankungen.* Deutsche Gesellschaft für Kardiologie, S. 21 – 23, 2007.

[34] J. F. Goodwin. *The frontiers of cardiomyopathy.* Br Heart J, 48, 1 – 18, 1982.

[35] S. Gupta, F. Khan, M. Shapiro, S. G. Weeks, S. E. Litwin, A. D. Michaels. *The associaions between tricuspid annular plane systolic excursion (TAPSE), ventricular dyssynchrony and ventricular interaction in heart failure patients.* Eur J Echocardiogr, 9 (6), 766 – 771, 2008.

[36] S. V. Gurudevan, P. J. Malouf, W. R. Auger, T. J. Waltman, M. Madani, A. B. Raisinghani, A. N. DeMaria, D. G. Blanchard. *Abnormal left ventricular diastolic filling in chronic thromboembolic hypertension: true diastolic dysfunction or left ventricular underfilling?* J Am Coll Cardiol, 49 (12), 1334 – 1339, 2007.

[37] F. Haddad, R. Doyle, D. J. Murphy, S. A. Hunt. *Right Ventricular Function in Cardiovascular Disease, Part II.* Circulation, 117, 1717 – 1731, 2008.

[38] J. L. Herbert, D. Chemla, O. Gerard, K. Zamani, J. Quillard, A. Azarine, R. Frank, Y. Lecarpentier, G. Fontaine. *Angiographic right and left ventricular function in arrythmogenic right ventricular dysplasia.* Am J Cardiol, 93 (6), 728 – 733, 2004.

[39] G. Herold. *Innere Medizin.* Kein Verlag, Versand über den Herausgeber Dr. G. Herold, 2007. Aufl., 2007.

[40] S. H. Hsiao, S. K. Lin, W. C. Wang, S. H. Yang, P. L. Gin, C. P. Liu. *Severe tricuspid regurgitation shows significant impact in the relationship among peak systolic tricuspid annular velocity, tricuspid annular plane systolic excursion and right ventricular ejection function.* J Am Soc Echocardiogr, 19, 902 – 910, 2006.

[41] S. Huez, K. Retailleau, P. Unger, A. Pavelescu, J.-L. Vachiery, G. Derumeaux, R. Naeije. *Right and left ventricular adaption to hypoxia: a tissue Doppler imaging study.* Am J Physiol Heart Circ Physiol, 289, 1391 – 1398, 2005.

[42] M. Humbert, O. Sitbon, G. Simonneau. *Treatment of pulmonary arterial hypertension.* N Engl J Med, 351, 1425 – 1436, 2004.

6. Literatur

[43] A. Izzo, M. Galderisi, O. de Divitiis. *The influence of left systolic ventricular function on right ventricular function after an acute myocardial infarct.* Cardiologia, 43 (2), 173 – 180, 1998.

[44] U. R. Jahn, R. Waurick, H. v. Aken, F. Hinder, M. Booke, H. G. Bone, C. Schmidt, J. Meyer. *Thoracic, but Not Lumbar, Epidural Anesthesia Improves Cardiopulmonary Function in Ovine Pulmonary Embolism.* Anesth Analg, 93, 1460 – 1465, 2001.

[45] F. Jardin, O. Dubourg, J.-P. Bourdarias. *Echocardiographic Pattern of Acute Cor Pulmonale.* Chest, 111, 209 – 217, 1997.

[46] Y. Juillière, G. Barbier, L. Feldmann, A. Grentzinger, N. Danchin, F. Cherrier. *Additional predictive value of both left and right ventricular ejection fractions on long-term survival in idiopathic dilated cardiomyopathy.* Eur Heart J, 18, 276 – 280, 1997.

[47] A. Kagan. *Dynamic responses of the right ventricle following extensive damage by cauterization.* Circulation, 5, 816 – 826, 1952.

[48] S. Kaul, C. Tei, J. M. Hopkins, J.M., P. Shah. *Assessment of right ventricular function using two-dimensional echocardiography.* Am Heart J, 107, 526 – 531, 1984.

[49] G. Kedia, M. R. Habibzadeh, V. Kudithipudi, F. Molls, V. L. Sorrell. *Using Traditional Measurements of the Left Atrial Diameter to Predict the Left Atrial Volume Index.* Echocardiography, 25, 36 – 39, 2008.

[50] S. J. Khouri, G. T. Maly, D. D. Suh, T. E. Walsh. *A practical approach to the echocardiographic evaluation of diastolic function.* J Am Soc Echocardiogr, 17 (3), 290 – 297, 2004.

[51] J. Kjaergaard, D. Akkan, K. Iversen, L. Koeber, C. Torp-Pedersen, C. Hassager. *Right ventricular dysfunction as an independent predictor of short- and long-term mortality in patients with heart failure.* Eur J Heart Fail, 9, 610 – 616, 2007.

[52] J. Kjaergaard, C. L. Petersen, A. Kjaer, B. K. S. B. J. K. Oh, C. Hassager. *Evaluation of right ventricular volume and function by 2D and 3D echocardiography compared to MRI.* Eur J Echocardiogr, 7, 430 – 438, 2006.

[53] K. Kuulasmaa, H. Tunstall-Pedoe, A. Dobson, S. Fortmann, S. Sans, H. Tolonen, A. Evans, M. Ferrario, J. Toumilheto. *Estimation of contribution of changes in classical risk factors to trends in coronary-event rates across the WHO MONICA Project populations.* Lancet, 355, 675 – 687, 2000.

6. Literatur

[54] B. Lamia, J. Teboul, X. Monnet, C. Richard, D. Chemla. *Relationship between the tricuspid annular plane systolic excursion and right and left ventricular function in critically ill patients*. Intensive Care Med, 33, 2143 – 2149, 2007.

[55] A. Lopez-Candales, , B. Gulyasy, K. Edelman, R. Bazaz. *Delayed tricuspid valve ascent and descent components in pulmonary hypertension*. Int J Cardiol, S. Elektronische Veröffentlichung, 2007.

[56] A. Lopez-Candales, K. Dohi, A. Iliescu, R. C. Petersen, K. Edelman, R. Bazaz. *An abnormal right ventricular apical angle is indicative of global right ventricular impairment*. Echocardiography, 23, 361 – 368, 2006.

[57] A. Lopez-Candales, K. Dohi, N. Rajagopalan, M. Suffoletto, S. Murali, J. Gorcsan, K. Edelman. *Right ventricular dyssynchrony in patients with pulmonary hypertension is associated with disease severity and functional class*. Cardiovasc Ultrasound, 3:23, keine Seitenangabe, 2005.

[58] A. Lopez-Candales, N. Rajagopalan, N. Saxena, B. Gulyasy, K. Edelman, R. Bazaz. *Right ventricular systolic function is not the sole determinant of tricuspid annular motion*. Am J Cardiol, 98, 973 – 977, 2006.

[59] L. Mandinov, F. R. Eberli, C. Seiler, O. Hess. *Diastolic heart failure*. Cardiovascular Research, 45), 813 – 825, 2000.

[60] M. D. Mauro, A. M. Calafiore, M. Penco, S. Romano, G. D. Giammarco, S. Gallina. *Mitral valve repair for dilated cardiomyopathy: predictive role of right ventricular dysfunction*. Eur Heart J, 28 (20), 2510 – 2516, 2007.

[61] J. Meluzin, L. Spinarova, J. Bakala, J. Toman, J. Krejci, P. Hude, T. Kara, M. Soucek. *Pulsed Doppler tissue imaging of the velocity of tricuspid annular systolic motion*. Eur Heart J, 12, 340 – 348, 2005.

[62] T. Menzel, S. Wagner, T. Kramm, S. Mohr-Kahaly, E. Mayer, S. Braeuninger, J. Meyer. *Pathophysiology of Impaired Right and Left Ventricular Function in Chronic Embolic Pulmonary Hypertension*. Chest, 118, 897 – 903, 2000.

[63] A. Milan. *Some Questions Concerning Non Invasive Diagnosis In Arterial Hypertension*. The Internet Journal of Cardiovascular Research, 3 (1), 2006.

[64] S. Mömer, P. Lindquist, A. Waldenström, E. Kazzam. *Right ventricular dysfunction in hypertrophic cardiomyopathy as evidenced by the myocardial performance index*. Int J Card, 124 (1), 57 – 63, 2008.

6. Literatur

[65] M.-R. Movahed, A. Hepner, P. Lizotte, N. Ntilne. *Flattening of the interventricular septum (D-shaped left ventricle) in addition to high right ventricular tracer uptake and increased right ventricular volume found on gated SPECT studies strongly correlates with right ventricular overload.* J Nucl Cardiol, 12, 428 – 434, 2005.

[66] W. Myslinski, J. Mosiewicz, B. Makaruk, S. Ostrowski, J. Hanzlik. *Echocardiographic evaluation of right ventricular structure and diastolic function in patients with overweight and arterial hypertension.* Wiad Lek, 55, 53 – 63, 2002.

[67] W. Myslinski, J. Mosiewicz, E. Ryczak, A. Bilan, R. Palusinski, J. Hanzlik. *Right ventricular function in systemic hypertension.* J Hum Hypertens, 12, 149 – 155, 1998.

[68] R. Naeije, S. Huez. *Right ventricular function in pulmonary hypertension: physiological concepts.* Eur Heart J Suppl, 9, H5 – H9, 2007.

[69] R. M. Oliver, A. J. Peacock, V. F. Challenor, J. S. Fleming, D. G. Walter. *The effect of acute hypoxia on right ventricular function in healthy adults.* Int J Cardiol, 31, 235 – 241, 1991.

[70] M. L. O'Sullivan, M. R. O'Grady, S. L. Minors. *Assessment of diastolic function by Doppler echocardiography in normal Doberman Pinschers and Doberman Pinschers with dilated cardiomyopathy.* J Vet Intern Med, 21 (1), 81 – 91, 2007.

[71] R. G. Pai, A. P. Yoganathan, C. Toomes, C. Eberhardt, P. M. Shah. *Mitral E wave propagation as an index of left ventricular diastolic function, I: Its hydrodynamic basis.* J Heart Valve Dis, 7 (4), 438 – 444, 1998.

[72] B. Popescu, F. Antonini-Canterin, P. Temporelli, P. Giannuzzi, E. Bosimini, F. Gentile, A. Maggioni, L. Tavazzi, R. Piazza, L. Ascione, I. Stoian, E. Cervesato, A. Popescu, G. Nicolosi. *Right ventricular functional recovery after acute myocardial infarction: relation with left ventricular function and interventricular septum motion. GISSI-3 echo substudy.* Heart, 91, 484 – 488, 2005.

[73] P. Reuter. *Springer Lexikon Medizin.* Springer, 2004.

[74] J. Roshan, P. K. Pati, J. V. Jose. *Echocardiographic evaluation of ventricular dyssynchrony in patients with left bundle branch block.* Indian Heart J, 60 (6), 567 – 573, 2008.

[75] A. Sachero, F. Casazza, F. Recalcati, R. de Maria, L. Preti, R. Mattioli, F. Ferrari, A. Capozzi, F. Camerini. *Clinical and prognostic significance of echocardiographic parameters in dilated cardiomyopathy: a prospective study on 225 patients. The*

6. Literatur

Italian Multicenter Study of Cardiomyopathies Group. G Ital Cardiol, 22 (9), 1077 – 1090, 1992.

[76] W. P. Santamore, L. Gray. *Significant Left Ventricular Contributions to Right Ventricular Systolic Function*. Chest, 107, 1134 – 1154, 1995.

[77] N. Saxena, N. Rajagopalan, K. Edelman, A. Lopez-Candales. *Tricuspid Annular Systolic Velocity: A Useful Measurement in Determining Right Ventricular Systolic Function Regardless of Pulmonary Artery Pressures*. Echocardiography, 23, 750 – 755, 2006.

[78] A. F. Schinkel, D. Poldermans, V. Rizzello, J. L. Vanoverschelde, A. Elhendy, E. Boersam, J. R. Roelandt, J. J. Bax. *Why do patients with ischemic cardiomyopathy and a substanial amount of viable myocardium not always recover in function after revascularization?* J Thorac Cardiovasc Surg, 127 (2), 385 – 390, 2004.

[79] S. Sciaretta, F. Paneni, G. Ciavarella, L. D. Biase, F. Palano, R. Baldini, G. Quarta, G. Tocci, U. Benedetto, A. Ferrucci, S. Rubattu, G. de Simone, M. Volpe. *Evaluation of systolic properties in hypertensive patients with different degrees of diastolic dysfunction and normal ejection fraction*. Am J Hypertens, 22 (4), 437 – 434, 2009.

[80] H. S. Seo, J. W. Ha, J. Y. Moon, E. Y. Choi, S. J. Rim, Y. Jang, N. Chung, W. H. Shim, S. Y. Cho, S. S. Kim. *Right ventricular remodeling and dysfunction with subsequent annular dilatation and tethering as a mechanism of isolated tricuspid regurgitation*. Circ J, 72 (10), 1645 – 1649, 2008.

[81] H. J. Seyfarth, H. Pankau, J. Schauer. *2D- und Doppler-Echokardiographische Parameter im Vergleich zum 6-Minuten-Lauftest zur Verlaufskontrolle bei Patienten mit pulmonaler Hypertonie*. Pneumologie, 58, 2004.

[82] J. P. Shields, P. Watson, C. H. Mielke. *The right ventricle in mitral regurgitation: evaluation by electron beam tomography*. J Heart Valve Dis, 4 (5), 490 – 494, 1995.

[83] W. Siegenthaler. *Differentialdiagnose innerer Krankheiten*. Thieme, 18. Aufl., 2000.

[84] M. F. Stoddard, A. J. Labovitz, A. C. Pearson. *The role of Doppler echocardiography in the assessment of left ventricular diastolic function*. Echocardiography, 9 (4), 387 – 406, 1992.

6. Literatur

[85] E. Suchon, W. Tracz, P. Podolec, M. Pieculewicz, W. Plazak, A. Prokop, P. Nalepa. *Evaluation of left ventricular function in patients with chronic obstructive pulmonary disease.* Pol Arch Med Wewn, 117 (3), 26 – 30, 2007.

[86] G. Tamborini, M. Pepi, C. A. Galli, A. Maltagliati, F. Celeste, M. Muratori, S. Rezvanieh, F. Veglia. *Feasability and accuracy of routine echocardiographic assessment of right ventricular function.* Int J Cardiol, 115, 86 – 89, 2007.

[87] C. Tei, L. H. Ling, D. O. Hodge, K. R. Bailey, J. K. Oh, R. J. Rodeheffer. *New index of combined systolic and diastolic myocardial performance: A simple and reproducible measure of cardiac function: A study in normal and dilated cardiomyopathy.* J Cardiol, 26, 357 – 366, 1995.

[88] M. S. Toosi, J. D. Merlino, K. V. Leeper. *Prognostic value of the shock index along with transthoracic echocardiography in risk stratification of patients with acute pulmonary embolism.* Am J Cardiol, 101 (5), 700 – 705, 2008.

[89] M. S. Tverskaia, V. V. Karpova, L. D. Makarova, et al. *The sympathetic-adrenal system in experimental massive pulmonary embolism.* Biull Eksp Biol Med, 115, 347 – 350, 1993.

[90] M. S. Tverskaia, L. D. Makarova, N. A. Sergeeva, et al. *The neurohormonal changes in acute pulmonary embolism.* Biull Eksp Biol Med, 116, 29 – 31, 1993.

[91] O. M. Ueti, E. E. Camargo, A. de A. Ueti, E. C. de Lima-Filho, E. A. Nogueira. *Assessment of right ventricular function with Doppler echocardiographic indices derived from tricuspid annular motion: comparison with radionuclide angiography.* Heart, 88, 244 – 248, 2002.

[92] A. Vlahovic, A. D. Popovic. *Evaluation of left ventricular diastolic function using Doppler echocardiography.* Med Pregl, 52, 13 – 18, 1999.

[93] D. Wingard, L. Suarez, E. Barrett-Connor. *The Sex differential in mortality from all causes and ischemic heart disease.* Am J Epidemiol, 117, 165 – 172, 1983.

[94] S. Wolferen, T. Marcus, N. Westerhof, M. Spreeuwenberg, K. Marques, J. Bronzwaer, T. Henkens, C. Gan, A. Boonstra, P. Postmus, A. Vonk-Noordegraaf. *Right coronary artery flow impairment in patients with pulmonary hypertension.* Eur Heart J, 29, 120 – 127, 2008.

[95] M. Yazici, K. Ozdemir, B. Altunkeser, M. Kayrak, M. D:uzenli, M. Vatankulu, A. Soylu, M. Ulgen. *The Effect of Diabetes Mellitus on the P-Wave Dispersion.* Circ J, 71, 880 – 883, 2007.

6. Literatur

[96] C.-M. Yu, J. E. Sanderson, T. H. Marwick, J. K. Oh. *Tissue Doppler imaging a new prognosticator for cardiovascular diseases*. J Am Coll Cardiol, 49 (19), 1903 – 1914, 2007.

[97] C.-M. Yu, Q. Wang, C.-P. Lau, H.-F. Tse, S.-K. Leung, K. Lee, V. Tsang, G. Ayers. *Reversible Impairment of Left and Right Ventricular Systolic and Diastolic Function During Short-Lasting Atrial Fibrillation in Patients with an Implantable Atrial Defibrillator: A Tissue Doppler Imaging Study*. Pacing Clin Electrophysiol, 24 (6), 979 – 988, 2001.

[98] M. Zeydabinejad. *Echokardiographie des rechten Herzens: Eine praxisorientierte Einführung*. Thieme, 2. Aufl., 2006.

7 Anhang: Tabellen, Follow-up-Fragebogen

Modell	Nicht standardisierte Koeffizienten		Standardisierte Koeffizienten	T	p
	B	SEM	Beta		
(Konstante)	27,601	1,746		15,808	< 0,01
Weiblich	1,447	0,816	0,11	1,773	0,077
Alter	−0,122	0,026	−0,286	−4,629	< 0,01

Tab. 7.1: Multiple Regression für TAPSE und Alter und Geschlecht, n=245 Patienten.

7. Anhang: Tabellen, Follow-up-Fragebogen

Modell	Nicht standardisierte Koeffizienten		Standardisierte Koeffizienten		
	B	SEM	Beta	T	p
(Konstante)	16,315	0,777		20,99	< 0,01
Atemvariabilität	6,368	0,984	0,461	6,473	< 0,01

Tab. 7.2: Lineare Regression: TAPSE und Atemvariabilität der V.cava, n=245 Patienten.

Modell	Nicht standardisierte Koeffizienten		Standardisierte Koeffizienten		
	B	SEM	Beta	T	p
(Konstante)	20,863	0,46		45,341	< 0,01
Tk-Insuffizienz	−4,298	1,338	−0,213	−3,211	0,02

Tab. 7.3: Lineare Regression: TAPSE und Trikuspidalinsuffizienz $\geq$ II°, n=245 Patienten.

Modell	Nicht standardisierte Koeffizienten		Standardisierte Koeffizienten		
	B	SEM	Beta	T	p
(Konstante)	22,11	0,634		34,866	< 0,01
Mk-Insuffizienz	−3,29	0,873	−0,249	−3,769	< 0,01

Tab. 7.4: Lineare Regression: TAPSE und Mitralinsuffizienz $\geq$ II°, n=245 Patienten.

	Mittelwert	SD
TAPSE (mm)	20,4	6,6
RVIDd (mm)	30,7	6,6
RVIDs (mm)	24,9	6,4
TD-Tk-s (cm/s)	12,6	4,3
PAP (mmHg)	37,5	18,3
V.cava (mm)	18,6	4,9
TEI	0,45	0,3
Tk-Insuff. (< II°)	203	(83%)
Tk-Insuff. (≥ II°)	29	(12%)
Tk nicht beurteilbar	13	(5%)
EF (%)	54,6	13,9
LVIDd (mm)	48,7	9,5
LVIDs (mm)	36,0	11,6
LA (mm)	40,5	8,8
IVSd (mm)	12,4	2,8
IVSs (mm)	15,9	3,4
PW-Mk-E (cm/s)	77,1	24,5
PW-Mk-A (cm/s)	73,1	24,8
Diast. Dysfkt.	1,2	0,7
TD-Mk-e, sept. und lat. (cm/s)	8,1	2,7
TD-Mk-a, sept. und lat. (cm/s)	8,9	5,0
LVEDP (mmHg)	10,3	4,7
TD-Mk-s, sept. (cm/s)	7,4	4,3
TD-Mk-s, lat. (cm/s)	8,8	3,4
Mk-Insuff. (<II°)	202	(82%)
Mk-Insuff. (≥ II°)	22	(9%)
Mk nicht beurteilbar	21	(9%)

Tab. 7.5: Echodaten (Gesamtkollektiv, n=245); SD=Standardabweichung.

	Nicht standardisierte Koeffizienten		Standardisierte Koeffizienten		
Modell	B	SEM	Beta	T	p
(Konstante)	22,904	1,198		19,117	< 0,01
Hypertonus	−3,825	1,317	−0,224	−2,904	0,04

Tab. 7.6: Lineare Regression für TAPSE und arterieller Hypertonus, n=163 Patienten.

7. Anhang: Tabellen, Follow-up-Fragebogen

Modell	Nicht standardisierte Koeffizienten		Standardisierte Koeffizienten		
	B	SEM	Beta	T	p
(Konstante)	19,159	0,724		26,449	< 0,01
Statineinnahme	1,147	1,018	0,089	1,127	0,261

Tab. 7.7: Lineare Regression für TAPSE und Statineinnahme, n=163 Patienten.

Modell	Nicht standardisierte Koeffizienten		Standardisierte Koeffizienten		
	B	SEM	Beta	T	p
(Konstante)	19,287	0,603		31,99	< 0,01
Nikotinabusus	1,56	1,119	0,11	1,394	0,165

Tab. 7.8: Lineare Regression für TAPSE und Nikotinabusus, n=163 Patienten.

Modell	Nicht standardisierte Koeffizienten		Standardisierte Koeffizienten		
	B	SEM	Beta	T	p
(Konstante)	19,783	0,575		34,412	< 0,01
Diabetes mellitus	−0,206	1,255	−0,013	−0,164	0,87

Tab. 7.9: Lineare Regression für TAPSE und Diabetes mellitus, n=163 Patienten.

Modell	Nicht standardisierte Koeffizienten		Standardisierte Koeffizienten		
	B	SEM	Beta	T	p
(Konstante)	22,478	0,764		29,424	< 0,01
Dyspnoe	−4,527	0,982	−0,342	−4,609	< 0,01

Tab. 7.10: Lineare Regression für TAPSE und Dyspnoe, n=163 Patienten.

7. Anhang: Tabellen, Follow-up-Fragebogen

Modell	Nicht standardisierte Koeffizienten		Standardisierte Koeffizienten		
	B	SEM	Beta	T	p
(Konstante)	20,576	0,536		38,399	< 0,01
Beinödeme	−5,021	1,313	−0,289	−3,825	< 0,01

Tab. 7.11: Lineare Regression für TAPSE und Beinödeme, n=163 Patienten.

Modell	Nicht standardisierte Koeffizienten		Standardisierte Koeffizienten		
	B	SEM	Beta	T	p
(Konstante)	16,229	1,139		14,254	< 0,01
Sinusrhythmus	5,189	1,273	0,328	4,077	< 0,01

Tab. 7.12: Lineare Regression für TAPSE und Sinusrhythmus, n=163 Patienten.

Modell	Nicht standardisierte Koeffizienten		Standardisierte Koeffizienten		
	B	SEM	Beta	T	p
(Konstante)	20,77	0,596		34,877	< 0,01
Reizleitungsstörung	−2,847	1,112	0,201	−2,56	0,01

Tab. 7.13: Lineare Regression für TAPSE und Reizleitungsstörung (RSB, LSB oder LAHB), n=163 Patienten.

Modell	Nicht standardisierte Koeffizienten		Standardisierte Koeffizienten		
	B	SEM	Beta	T	p
(Konstante)	20,114	0,530		37,952	< 0,01
RCA-Stenose	−3,796	1,686	−0,175	−2,251	0,026

Tab. 7.14: Lineare Regression für TAPSE und RCA-Stenose ($\geq 75\%$), n=163 Patienten.

Modell	Nicht standardisierte Koeffizienten		Standardisierte Koeffizienten	T	p
	B	SEM	Beta		
(Konstante)	19,890	0,557		35,710	< 0,01
LAD-Stenose	−0,936	1,390	−0,053	−0,673	0,502

Tab. 7.15: Lineare Regression für TAPSE und LAD-Stenose ($\geq 75\%$), n=163 Patienten.

Modell	Nicht standardisierte Koeffizienten		Standardisierte Koeffizienten	T	p
	B	SEM	Beta		
(Konstante)	19,725	0,533		37,017	< 0,01
LCX-Stenose	0,183	1,881	0,008	0,097	0,923

Tab. 7.16: Lineare Regression für TAPSE und LCX-Stenose ($\geq 75\%$), n=163 Patienten.

7. Anhang: Tabellen, Follow-up-Fragebogen

	Mittelwert	SD
TAPSE (mm)	25,5	4,2
RVIDd (mm)	24,4	4,7
RVIDs (mm)	20,8	3,4
TD-Tk-s (cm/s)	13,4	2,1
PAP (mmHg)	20,7	3,4
V.cava (mm)	15,5	5,2
TEI	0,3	0,2
EF (%)	60,9	5,5
LVIDd (mm)	47,7	5,3
LVIDs (mm)	31,6	5,1
LA (mm)	31,4	4,9
IVSd (mm)	9,7	1,5
IVSs (mm)	14,4	2,6
PW-Mk-E (cm/s)	83,4	11,7
PW-Mk-A (cm/s)	59,3	9,1
Diast. Dysfkt.	1,4	0,3
TD-Mk-e, sept. und lat. (cm/s)	12,6	3,4
TD-Mk-a, sept. und lat. (cm/s)	8,2	2,6
LVEDP (mmHg)	6,3	1,8
TD-Mk-s, sept. (cm/s)	8,0	1,7
TD-Mk-s, lat. (cm/s)	10,7	2,6

Tab. 7.17: Echodaten der Kontrollgruppe (n=19 Patienten); SD=Standardabweichung.

Parameter	Kollinearitätsstatistik Toleranz
Alter	0,552
Hypertonus	0,656
Sinusrhythmus	0,845
Dyspnoe	0,756
Beinödeme	0,769
Reizleitungsstörung	0,851
Atemvariabilität V. cava	0,66
Trikuspidalinsuff.	0,73
Mitralinsuff.	0,772
RCA-Stenose	0,861

Tab. 7.18: Kollinearitätsstatistik der Parameter, für die die lineare Regression versus TAPSE signifikant ist. Alle Parameter sind voneinander unabhängig (Toleranz > 0,4), n=163 Patienten.

7. Anhang: Tabellen, Follow-up-Fragebogen

Lübecker Untersuchung zur rechtsventrikulären Funktion

Universitätsklinikum Schleswig-Holstein, Campus Lübeck
Medizinische Klinik 2 (Direktor: Prof. Dr. H. Schunkert); Ratzeburger Allee 160; 23538 Lübeck

Bitte kreuzen Sie Zutreffendes so o an und schicken den ausgefüllten Fragebogen zurück an obige Adresse! Vielen Dank.

Name: _____

1. **Wie würden Sie Ihren Gesundheitszustand im allgemeinen beschreiben?**

   o ausgezeichnet   o sehr gut   o gut   o weniger gut   o schlecht

2. **Im Vergleich zum vergangen Jahr, wie würden Sie Ihren derzeitigen Gesundheitszustand beschreiben?**

   o viel besser   o etwas besser   o gleich   o etwas schlechter   o viel schlechter

3. **Waren Sie nach der echokardiographischen Untersuchung inzwischen erneut im Krankenhaus?** o nein   o ja   (Wenn ja, warum?, wie oft? Nutzen Sie zum Notieren bitte die Rückseite dieses Blattes)

4. **Leiden Sie zur Zeit unter Atemnot und/oder an Angina pectoris?**

   o nein   o ja :   o Atemnot o Angina pectoris

5. **Werden Sie kurzatmig, wenn Sie sich auf ebener Strecke beeilen oder eine leichte Steigung gehen?** o nein   o ja

6. **Werden Sie kurzatmig, wenn Sie mit anderen Personen Ihres Alters eine ebene Strecke gehen?** o nein   o ja

7. **Werden Sie kurzatmig, wenn Sie in Ihrem eigenen Tempo auf ebener Strecke gehen?** o nein   o ja

8. **Werden Sie kurzatmig, wenn Sie sich waschen oder ankleiden?** o nein   o ja

9. **Haben Sie Schwellungen an den Unterschenkeln bemerkt oder in letzter Zeit an Gewicht zugenommen?** o nein   o ja   Zunahme im letzten Monat in kg:

Abb. 7.1: Fragebogen für das Follow-up (Seite 1)

7. Anhang: Tabellen, Follow-up-Fragebogen

<u>Lübecker Untersuchung zur rechtsventrikulären Funktion</u>

Universitätsklinikum Schleswig-Holstein, Campus Lübeck
Medizinische Klinik 2 (Direktor: Prof. Dr. H. Schunkert); Ratzeburger Allee 160; 23538 Lübeck

10. Geben Sie bitte auf einer Skala von 1-100 ihren jetzigen Gesundheitszustand an
(1=sehr schlecht, 100=ausgezeichnet)

11. Nehmen Sie Medikamente? o nein   o ja, und zwar: *(nutzen Sie zum Notieren*
bitte die Rückseite dieses Blattes)

12. Rauchen Sie? *o nein   o ja   Zigaretten pro Tag: ____*

13. Gibt es in Ihrer Familie ähnliche Erkrankung wie die Ihrige einschließlich Todesfälle? *o nein   o ja   Anzahl der Todesfälle: ____*

Mit der Beantwortung der Fragen haben Sie uns sehr geholfen. Natürlich werden Ihre Daten vertraulich und anonym behandelt.

Abb. 7.2: Fragebogen für das Follow-up (Seite 2)

8 Danksagung

Herzlich bedanken möchte ich mich bei folgenden Personen, die mich beim Erarbeiten dieser Promotionsschrift tatkräftig und engagiert unterstüzt haben:
PD Dr. med. Ulrich Schäfer für die Überlassung des Themas und die persönliche Betreuung während der praktischen und theoretischen Ausführungsphasen,
Prof. Dr. med. Heribert Schunkert, Direktor der Medizinischen Klinik II, UK-SH, Campus Lübeck, für den zur Verfügung gestellten Arbeitsplatz und das Überlassen der Geräte,
dem Team vom Echokardiographie-Labor, Medizinische Klinik II, UK-SH, Campus Lübeck für die Anleitung und Unterstützung,
den Patienten, die an dieser Studie teilgenommen haben.
Ganz besonderer Dank geht an meinen Freund Jens für das geduldige Lösen aller Probleme der Bilddarstellung sowie, zusammen mit meinen Eltern und meinem Bruder Olaf, für die unentbehrliche mentale Unterstützung.

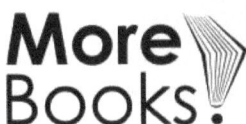
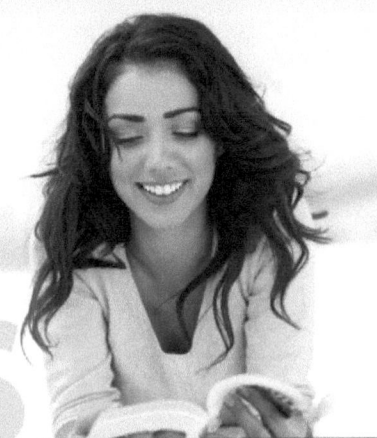

I want morebooks!

Buy your books fast and straightforward online - at one of world's fastest growing online book stores! Environmentally sound due to Print-on-Demand technologies.

Buy your books online at
www.morebooks.shop

Kaufen Sie Ihre Bücher schnell und unkompliziert online – auf einer der am schnellsten wachsenden Buchhandelsplattformen weltweit! Dank Print-On-Demand umwelt- und ressourcenschonend produziert.

Bücher schneller online kaufen
www.morebooks.shop

KS OmniScriptum Publishing
Brivibas gatve 197
LV-1039 Riga, Latvia
Telefax: +371 686 204 55

info@omniscriptum.com
www.omniscriptum.com

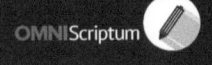

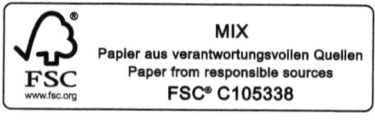

Printed by Books on Demand GmbH, Norderstedt / Germany